壮药材
YENZGIU
GIJYW
CANGYOZ
GOGENZGENJDICENZ

拳卷地钱的研究

THE STUDY OF MARCHANTIA CONVOLUTA OF ZHUANG ETHNIC MEDICINE

朱华　编著

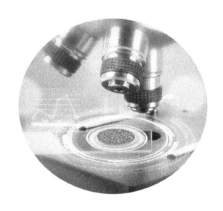

广西科学技术出版社

·南宁·

图书在版编目（CIP）数据

壮药材拳卷地钱的研究 / 朱华编著. — 南宁：广西
科学技术出版社，2019.10（2024.1重印）
ISBN 978-7-5551-1249-5

Ⅰ.①壮…　Ⅱ.①朱…　Ⅲ.①壮族—民族医学—药物
学—研究　Ⅳ.①R291.808

中国版本图书馆CIP数据核字（2019）第234288号

壮药材拳卷地钱的研究
ZHUANG YAOCAI QUANJUANDIQIAN DE YANJIU

朱　华　编著

策划编辑：罗煜涛　　　　　　　　责任编辑：李　嫒　梁诗雨
助理编辑：梁佳艳　　　　　　　　装帧设计：夏　军
责任校对：阁世景　　　　　　　　责任印制：韦文印

出 版 人：卢培钊
出版发行：广西科学技术出版社
社　　址：广西南宁市东葛路66号　　　邮政编码：530023
网　　址：http://www.gxkjs.com
印　　刷：北京虎彩文化传播有限公司

开　　本：787 mm × 1092 mm　　1/16
字　　数：231千字　　　　　　　　印　　张：10
版　　次：2019年10月第1版
印　　次：2024年1月第2次印刷
书　　号：ISBN 978-7-5551-1249-5
定　　价：50.00元

《壮药材拳卷地钱的研究》
编委会

致　谢

感谢以下单位和项目对本书出版的支持：壮瑶药协同创新中心（桂教科研〔2013〕20号）、广西壮瑶药重点实验室（桂科基字〔2014〕32号）、广西重点学科壮药学（桂教科研〔2013〕16号）、广西八桂学者"中药创新理论与药效研究"研究团队、广西产铁皮石斛生长途径调控与药材品质相关性研究（国家自然科学基金资助项目81460587）、南宁市科学技术局项目"治疗乙肝壮药新药火炭母胶囊的研制"（201830461）、广西科学技术协会项目"基于海智计划搭建民族医药基础理论平台及海智工作站建立"、第四次全国中药资源普查（广西）试点普查项目（GXZYZYPC-2）、第四次全国广西钦州市海洋药资源试点普查（GXZYZYPC13-7-2）、广西一流学科中药学"壮瑶药材种植关键技术研究"（0501802803）、瑶药白背三七质量评价与标准研究（YJJ17007）、瑶药犁头草质量评价与标准研究（YJJ17007）、瑶药双飞蝴蝶质量评价与标准研究（YJJ17014）等。

序　一

我国有56个民族，各具传统特色，共同组成了丰富多彩的中华民族文化，而医药文化就是其中的重要内容。壮族是我国人口最多的少数民族。在漫长的生产生活及同疾病作斗争的实践中形成和发展起来的壮医药，是我国中医药和民族传统医药的重要组成部分，至今仍是广大人民群众赖以防病治病、保障健康的重要卫生资源。

壮医药是广西中医药和民族传统医药的重要特色与品牌。在多年实践中，已形成了自己的理论体系和独特的诊疗技术和方法，为人民的健康繁衍作出了重要贡献。发展壮医药有利于民族团结和促进经济社会发展，保障人民健康；有利于民族医药走向世界，造福人类。中华人民共和国成立后，特别是1984年首届全国民族医药工作会议以来，在党和政府的关心和支持下，广大壮医药工作者在民族医药调查和文献整理、医药理论的总结提高、药物方剂和临床开发研究等方面做了大量的工作，取得了丰硕的成果，为壮医药事业的进一步发展打下了良好基础。目前，壮医药正迎来更大、更好的发展机遇。

广西中医药大学朱华教授及其率领的研究团队自20世纪80年代开始对壮瑶药进行系统研究，先后组织编写了《中国壮药志》《中国壮药原色图谱》《常用壮药生药学质量标准研究》《壮药学》《壮药材锡叶藤、兰香草、大叶金花草、耳草的研究》《中国壮药图鉴》等多部壮药著作以及《壮药药材学》等国家规划教材，其中《壮药学》为第一部用中文、壮文、英文三种文字编写并附有壮药相关研究博士论文摘要的壮药理论著作；《中国壮药图鉴》为第一套收载1600多种壮药，并附有壮文药名及壮医功效主治的壮药图鉴。创建成立了壮瑶药协同创新中心、广西壮瑶药重点实验室、广西重点学科（壮药学）。牵头组建了粤桂湘滇黔五省区壮瑶药专家联盟。该团队研究完成起草的壮瑶药材质量标准已有60多项被《广西壮族自治区壮药质量标准》及《广西壮族自治区瑶药材质量标准》收录。团队的壮瑶药研究成果得到广西壮族自治区人民政府的高度认可，其中"壮药质量标准研究"荣获广西科学技术进步奖二等奖，"抗乙型肝炎病毒壮药材筛选及应用成果"荣获广西科学技术进步奖一等奖。

为了进一步落实党的十九大报告关于"传承发展中医药事业"的精神和要求，进一步传承发展壮瑶医药事业，在广西科学技术出版社的支持下，朱华教授团队又撰写出版一壮药研究专著——《壮药材拳卷地钱的研究》。本书选取壮药材拳卷地钱在广西25个产地的样品为例，以壮医药理论为指导，从科研实践的角度来探索药材质量评价及产品开发、HPLC指纹图谱及谱效关系等内容，反映了壮药药材质量标准的现代研究新成果，为壮药材的研究提供一种科研思路和方法。全书内容丰富、图文并茂，是一部基于壮医药理论指导下的科研实践的学术专著。尤其值得一提的是，该书提供的壮药研究思路和方法、制定的药材质量标准，表明壮药研究是有系统理论指导的科研实践，真实可靠。这对于壮医药乃至各民族医药的发展都有重要参考价值和促进作用。

壮医药的发展离不开广大壮医药工作者前赴后继的奋斗。我深信，通过大家的不懈努力，壮医药的学术水平和壮医药产业的开发必将不断地取得新的突破。重视各民族在长期与自然和疾病斗争的过程中积累的医药经验，并以现代科学技术和方法，加以深入研究，以期找到更安全、高效的防病治病的良方新药。《壮药材拳卷地钱的研究》在这方面做了一件开拓性的实事，可喜可贺，故乐为之序。

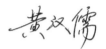

2019 年 10 月

　　（序作者系中国民族医药学会原副会长，中国民族医药协会原副会长，广西民族医药协会终身名誉会长，广西民族医药研究院名誉院长，广西国际壮医医院壮医学术首席专家，桂派中医大师，第八届全国人大代表，享受国务院政府特殊津贴专家，主任医师，博士生导师，教授）

序 二

壮族是我国少数民族人口最多的民族，壮药是壮族人民在长期的生产、生活实践中同疾病作斗争的经验总结的产物，有着独特的理论和丰富的经验积累。我国壮族主要集中于广西壮族自治区。广西地处亚热带季风区，药用动植物与海洋药物资源丰富。广西中草药资源丰富，其中壮医常用药达700多种。壮药不仅在历史上为本民族的健康繁衍作出了重大的贡献，而且至今仍是广大壮族地区群众赖以防病治病的重要药材，是壮族地区重要的医药卫生资源，是我国宝贵的遗产。对丰富的壮药资源进行全面系统的挖掘整理和深入研究，对壮医药的发展具有重要的意义。

壮医药是广西传统医药的特色与品牌，1984年首届全国民族医药工作会议以来，我国壮药相关工作者在民间用药经验和文献整理、医药理论、方剂和临床研究、民族医药现代开发等方面进行了深入研究，取得了累累硕果。广西中医药大学朱华教授及其率领的研究团队自20世纪80年代开始对壮瑶药进行系统研究，取得了丰硕的成果。组织编写了《中国壮药志》《中国壮药原色图谱》《常用壮药生药学质量标准研究》《壮药学》《中国壮药图鉴》《壮药材锡叶藤、兰香草、大叶金花草、耳草的研究》《壮药材石仙桃、昂天莲的研究》等多部壮药著作以及《壮药药材学》等国家规划教材，其中《壮药学》为第一部用中文、壮文、英文三种文字编写并附有壮药相关研究博士论文摘要的壮药理论著作。《中国壮药图鉴》为第一部收载1600多种壮药，并附有壮文药名及壮医功效主治的壮药图鉴。团队完成起草的壮瑶药材质量标准已有60多项被《广西壮族自治区壮药质量标准》及《广西壮族自治区瑶药材质量标准》收录，并创建成立了壮瑶药协同创新中心、广西壮瑶药重点实验室、广西重点学科——壮药学，牵头组建粤桂湘滇黔五省区壮瑶药专家联盟等。团队的壮瑶药研究成果得到广西壮族自治区人民政府的高度认可，其中"抗乙型肝炎病毒壮药材筛选及应用成果"荣获广西科学技术进步奖一等奖。

为了进一步落实党的十九大报告"传承发展中医药事业"精神，促进壮医药事业的发展，在广西科学技术出版社的支持下，朱华教授团队又撰写了一部壮药著作《壮药材拳卷地钱的研究》。该书以壮医药理论为指导，从科研实践的角度探索壮药的药材质量评价及产品开发、HPLC指纹图谱及谱效关系等内容，反映了壮药质量标准的现代研究新成果，为壮药材的研究提供一种思路和方法。作者将传统的壮医药理论与现代科学研究相融合，对壮医药的科学研究具有重要参考价值。该书即将公开出版，欣喜之余，谨此为序，并表祝贺。

2019年10月

（序作者系国家药典委员会委员，天然药物活性物质与功能国家重点实验室主任，中国药学会中药与天然药物专业委员会主任）

目　录

第一章　广西产拳卷地钱药材质量评价及产品开发研究

【摘要】目的：测定广西25个产地拳卷地钱（*Marchantia convoluta* Gao et Chang）药材的总黄酮及芹菜素的含量，评价其药材质量；筛选出优质产地药材进行产品开发；研究其产品胶囊成型工艺，初步拟定其质量标准；对其进行抗急性肝损伤的药效研究，为广西产拳卷地钱药材质量评价与产品开发提供科学依据。

方法：①采用紫外－可见分光光度法（UV），以芹菜素为对照品，用1%三乙胺－80%乙醇溶液显色，测定拳卷地钱总黄酮的含量；运用高效液相色谱法（HPLC）测定芹菜素含量，进行质量评价研究。

②胶囊成型工艺：以休止角、吸湿率、成型率、临界相对湿度值等为指标进行胶囊成型工艺考察。

③建立胶囊质量标准草案：参照《中华人民共和国药典　2015年版》（简称《中国药典　2015年版》）附录方法，进行性状鉴别、薄层色谱法（TLC）鉴别，水分、装量差异、崩解时限等检查项目的测定，采用UV测定总黄酮含量并建立其质量标准草案。

④抗急性肝损伤药效学研究：以四氯化碳（CCl_4）致大鼠急性肝损伤为模型，把60只雄性大鼠随机分为6组，即溶媒组、模型组、水飞蓟宾组（44 mg/kg）、拳卷地钱硬胶囊（GMCC）低剂量组（100 mg/kg）、中剂量组（200 mg/kg）、高剂量组（400 mg/kg），每组10只。溶媒组和模型组按10 mL/kg灌胃给予0.5%羧甲基纤维素钠（0.5%CMC-Na），其他组给予相应的水飞蓟宾或GMCC药液，给药30天后，检测血清AST、ALT、TNF-α和IL-6水平，以及肝组织SOD、MDA、CAT、GSH和GSH-PX水平，采用苏木素－伊红染色法（HE）检查肝组织病理损伤情况。

结果：①广西25个产地的拳卷地钱药材含量测定结果表明，贺州昭平产的拳卷地钱总黄酮和芹菜素的平均含量均为最高，分别是26.3007 mg/g和0.7572 mg/g；钦州浦北产的拳卷地钱总黄酮和芹菜素的含量均为最低，分别为4.6822 mg/g和0.0344 mg/g。

②胶囊成型工艺的最佳工艺：加辅料与拳卷地钱浸膏2∶1混合，50 ℃下4 h烘干，粉碎，过80目筛，以70%乙醇溶液为润湿剂制成软材，过24目筛制粒，50 ℃下2 h烘干，18目筛整粒，测定临界相对湿度值为65.01%以下，混匀，填充胶囊，包装即得拳卷地钱胶囊。

③胶囊质量标准（草案）：囊壳均匀光滑，无破裂，内容物呈棕褐色，气清香，味微苦，无肉眼可见杂质等；TLC在芹菜素相同位置显示相同斑点，分离效果好；含水量为7.9%~8.1%，装量差异小于±10%，崩解时限小于20 min，总黄酮的含量不低于9.91 mg/g。

④抗急性肝损伤药效学研究结果表明，腹腔注射 CCl_4 24 h 后，与溶媒组比较，模型组血清 ALT、AST、TNF-α 和 IL-6 水平均显著升高（$P<0.01$）；肝组织 SOD、CAT、GSH 水平显著降低（$P<0.01$），MDA 水平显著升高（$P<0.01$），GSH-PX 水平升高但不具有显著性（$P>0.05$），肝组织出现明显的病理性损伤。与模型组比较，GMCC 各剂量组血清 ALT、AST、TNF-α 和 IL-6 水平均显著降低（$P<0.05$ 或 $P<0.01$）；肝组织 SOD、CAT、GSH 水平均显著升高（$P<0.05$ 或 $P<0.01$），MDA 水平显著降低（$P<0.05$ 或 $P<0.01$），肝组织病理性损伤明显减轻。

结论：本研究建立的药材质量评价方法可为广西产拳卷地钱药材质量评价提供科学依据，提出了广西产拳卷地钱药材的优质产地为贺州昭平；通过对其产品开发研究，确定了其胶囊的最佳成型工艺，建立了初步的质量标准；抗急性肝损伤药效学研究表明其有护肝作用；本研究方法科学合理、稳定可行，为广西产拳卷地钱药材质量评价及产品开发奠定了实验基础。

【关键词】广西产拳卷地钱；拳卷地钱胶囊；制剂工艺；质量控制；急性肝损伤

引　言

拳卷地钱为苔藓植物门苔纲地钱科地钱属植物拳卷地钱（*Marchantia convoluta* Gao et Chang）的全草，多生于阴湿土坡、墙隅或水边的土表或石表，主要分布于广东、广西、云南、福建等地，味淡，性凉，入脾、肺经，具有解毒、祛瘀、生肌的功效，常用于治疗骨折、烫伤、体癣、疮病不敛，在治疗黄疸型肝炎方面有良好的疗效，在广西民间应用广泛。

广西拳卷地钱资源丰富，分布广泛，本研究团队在前期药物筛选过程中发现拳卷地钱药材中的黄酮类化合物具有明显的抗乙肝病毒作用，可以作为治疗乙型肝炎天然药物的潜在资源。但拳卷地钱药材质量参差不齐，尚未形成统一的标准，且缺乏新产品，目前仅有拳卷地钱总黄酮注射剂的制备研究。因此，本项目在前期研究的基础上进行广西不同产地拳卷地钱药材的含量测定，以此对其药材进行质量评价，筛选有效组分含量高、资源量丰富的产地。参考课题组前期提取工艺和纯化工艺得到高纯度的拳卷地钱总黄酮，以其为制剂原料开发拳卷地钱新产品。

由于胶囊剂具有掩盖药物的不良臭味、提高药物的生物利用度、便于携带、利于识别等优势，因此本项目把胶囊剂作为开发拳卷地钱制剂产品的首选，并初步建立其质量标准，对其进行护肝作用的初步研究，为其今后的制剂开发、申报、制备生产及临床应用等提供参考。

第一节　广西产拳卷地钱药材质量评价研究

目前，拳卷地钱的研究主要集中在药理药效、资源调查、分子生药学研究及限量检查等方面，对其质量鉴别的研究较少。本课题组前期对拳卷地钱进行了生药学初步研究，发现拳卷地钱中保肝护肝的主要有效成分是总黄酮，因此本实验主要从总黄酮及黄酮类成分芹菜素的含量测定等方面对广西产拳卷地钱进行质量评价研究。

1　总黄酮的含量测定

1.1　仪器、试剂与药材

DHG-9240A 电热恒温鼓风干燥箱（上海一恒科学仪器有限公司）；BKH-B 玻璃仪器干燥器（郑州长城科工贸有限公司）；DFY-300C 万能粉碎机（温岭市林大机械有限公司）；SQP 电子分析天平［赛多利斯科学仪器（北京）有限公司］；纯水仪（美国密理博 Milli-Q Advantage A10 超纯水系统）；P 型移液器（吉尔森公司）；药典筛子；KQ-500E 超声波清洗器（昆山市超声仪器有限公司）；H1650-W 高速台式离心机（湖南湘仪实验室仪器开发有限公司）；2600 紫外 – 可见分光光度计［岛津仪器（苏州）有限公司］。

乙醇、三乙胺（国药集团化学试剂有限公司，分析纯）。

芹菜素对照品（中国食品药品检定研究院，批号：111901-201603，含量为99.2%）。

实验用药材均为野生，采自广西的 25 个产地，经广西中医药大学韦松基教授鉴定为地钱科地钱属植物拳卷地钱（*Marchantia convoluta* Gao et Chang）全草。药品采集后烘干，打粉，备用。样品采集详细信息见表1-1-1。

表1-1-1　广西产拳卷地钱样品采集情况

编号	采集时间	调查地点	经纬度	海拔（m）
QJDQ-1	2018.5	南宁市兴宁区	N23°0′，E108°40′	81
QJDQ-2	2018.5	桂林市阳朔县	N24°46′，E110°29′	192
QJDQ-3	2018.5	南宁市宾阳县	N23°10′，E108°38′	227
QJDQ-4	2018.5	贵港市平南县	N23°32′，E110°22′	41
QJDQ-5	2018.5	来宾市金秀县	N24°08′，E110°10′	783
QJDQ-6	2018.5	百色市靖西市	N22°57′，E106°42′	264
QJDQ-7	2018.5	桂林市平乐县	N24°46′，E110°41′	118
QJDQ-8	2018.5	河池市环江县	N24°49′，E108°14′	209
QJDQ-9	2018.5	南宁市马山县	N23°42′，E108°10′	253
QJDQ-10	2018.5	河池市都安县	N24°21′，E108°0′	417

续表

编号	采集时间	调查地点	经纬度	海拔（m）
QJDQ-11	2018.5	贺州市昭平县	N23°52′，E111°02′	54
QJDQ-12	2018.5	钦州市浦北县	N22°01′，E109°19′	73
QJDQ-13	2018.5	河池市大化县	N23°44′，E108°0′	177
QJDQ-14	2018.5	南宁市武鸣区	N23°05′，E108°17′	121
QJDQ-15	2018.5	贵港市桂平市	N23°29′，E110°0′	121
QJDQ-16	2018.5	桂平市西山镇	N23°24′，E110°04′	51
QJDQ-17	2018.5	梧州市藤县	N23°22′，E110°54′	199
QJDQ-18	2018.5	梧州市苍梧县	N23°50′，E111°32′	44
QJDQ-19	2018.5	南宁市五塘镇	N22°56′，E108°32′	78
QJDQ-20	2018.5	玉林市容县	N22°51′，E110°33′	76
QJDQ-21	2018.5	崇左市大新县	N22°49′，E107°11′	254
QJDQ-22	2018.6	百色市田阳区	N23°44′，E106°54′	112
QJDQ-23	2018.6	梧州市蒙山县	N23°28′，E111°19′	156
QJDQ-24	2018.6	贺州市平桂区	N24°27′，E111°28′	163
QJDQ-25	2018.6	贺州市八步区	N24°24′，E111°33′	109

1.2　方法与结果

1.2.1　对照品溶液的制备

精密称取芹菜素对照品 5.98 mg，用 80% 乙醇溶液定容至 50 mL 容量瓶中，即得芹菜素对照品溶液，备用。

1.2.2　供试品溶液的制备

称取药材粉末 2.0 g，精密称定，加 80% 乙醇溶液 50 mL，称定重量，超声提取 60 min，冷却至室温，补重，过滤，取续滤液，即得。

1.2.3　显色方法筛选

分别取"1.2.1""1.2.2"项下方法制备的对照品溶液与供试品溶液各 1 mL，分别采用硝酸铝显色法［Al（NO$_3$）$_3$–Na$_2$NO$_2$–NaOH 法］反应（加 80% 乙醇溶液定容至 25 mL 棕色容量瓶）和 1% 三乙胺 –80% 乙醇溶液显色法（加 1% 三乙胺溶液 3 mL，用 80% 乙醇溶液定容至 10 mL 棕色容量瓶）进行显色，运用紫外 – 可见分光光度法进行全波长扫描，结果见图 1-1-1、图 1-1-2。结果显示，硝酸铝显色法测定供试品溶液无最大吸收波长，1% 三乙胺 –80% 乙醇溶液显色法显色良好，故选择 1% 三乙胺 –80% 乙醇溶液显色法。

1.2.4　最大吸收波长的选择

分别取对照品溶液 1 mL、供试品溶液 1 mL，分别加入 1% 三乙胺溶液 3 mL，用 80% 乙醇溶液定容至 10 mL 棕色容量瓶，摇匀，紫外全波长扫描，确定最大吸收波长为 396 nm。见图 1-1-3。

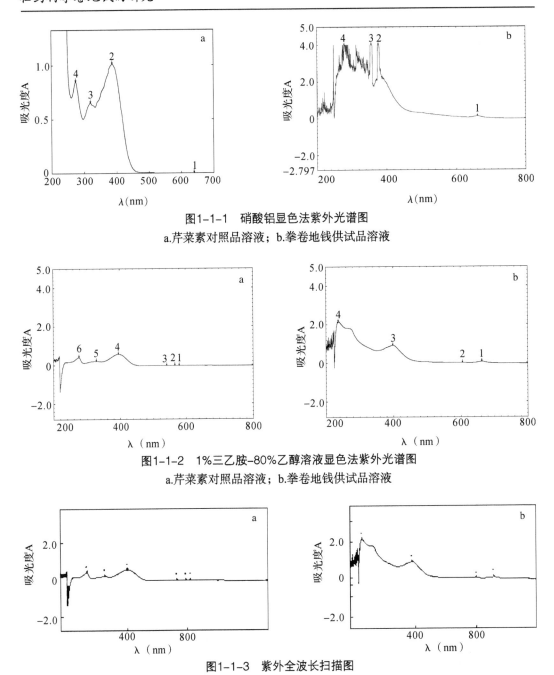

图1-1-1 硝酸铝显色法紫外光谱图
a.芹菜素对照品溶液；b.拳卷地钱供试品溶液

图1-1-2 1%三乙胺-80%乙醇溶液显色法紫外光谱图
a.芹菜素对照品溶液；b.拳卷地钱供试品溶液

图1-1-3 紫外全波长扫描图
a.芹菜素对照品溶液；b.拳卷地钱供试品溶液

1.2.5 线性关系考察

分别精密量取对照品溶液0 mL、1.0 mL、2.0 mL、3.0 mL、4.0 mL、5.0 mL、6.0 mL置于10 mL容量瓶中，加1%三乙胺溶液3 mL，用80%乙醇溶液定容至刻度线，采用紫外－可见分光光度计在396 nm波长处测定其吸光度值，结果见表1-1-2、图1-1-4。以对照品溶液的吸光度为纵坐标，对照品溶液浓度为横坐标，绘制标准曲线。计算得到回归方程为：$y=9.78492x+0.00261625$（$R^2=0.99935$），表明芹菜素浓度在0.01196～

0.07176 mg/mL 范围内呈良好线性关系。

表1-1-2　芹菜素标准溶液测定结果

编号	1	2	3	4	5	6	7
浓度（mg/mL）	0	0.01196	0.02392	0.03588	0.04784	0.05980	0.07176
吸光度A	0	0.07404	0.22591	0.36004	0.47464	0.58388	0.70457

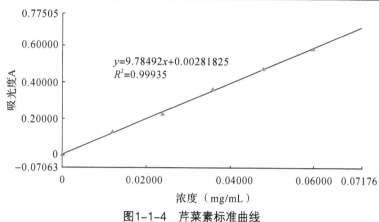

图1-1-4　芹菜素标准曲线

1.2.6　方法学考察

1.2.6.1　精密度试验

取对照品溶液适量，按"1.2.3"项下显色方法，于紫外－可见分光光度计396 nm 波长处测定吸光度。连续测定6次，记录吸光度值，计算总黄酮含量。结果 RSD=1.84%（$n=6$），表明该仪器精密度良好。结果见表1-1-3。

表1-1-3　精密度试验结果

次数	1	2	3	4	5	6	平均值	RSD（%）
吸光度A	0.2258	0.2259	0.2257	0.2332	0.2334	0.2339	0.2297	1.84

1.2.6.2　稳定性试验

精密称取 QJDQ-12 号药材粉末2 g，按"1.2.2"项下方法制备供试品溶液，按 "1.2.3"项下显色方法，分别放置0 h、2 h、4 h、8 h、12 h、18 h、24 h 后进行样品测定，记录吸光度值，计算总黄酮含量。结果 RSD=2.59%，表明拳卷地钱供试品溶液显色在 24 h 内稳定。结果见表1-1-4。

表1-1-4　稳定性试验结果

时间	0 h	2 h	4 h	8 h	12 h	18 h	24 h	平均值	RSD（%）
含量（mg/g）	4.9741	4.8284	4.6573	4.7033	4.6649	4.6240	4.7250	4.7396	2.59

1.2.6.3　重复性试验

精密称取 QJDQ-12 号药材粉末2 g，按"1.2.2"项下方法制备供试品溶液，共6份，按"1.2.3"项下显色方法，于紫外－可见分光光度计396 nm 波长处测定吸光度，记录吸光度值，计算总黄酮含量。结果 RSD=2.43%（$n=6$），表明本方法的重复性良好。结果见表1-1-5。

表1-1-5 重复性试验结果

序号	1	2	3	4	5	6	平均值	RSD（%）
含量（mg/g）	4.8614	4.7263	4.8175	4.7095	4.5627	4.6142	4.7153	2.43

1.2.6.4 加样回收试验

精密称取已知总黄酮含量的样品QJDQ-12号药材粉末1 g（总量的一半），平行取8份，精密称定，按"1.2.2"项下方法制备供试品溶液，每份加入1 mL浓度为2.3568 mg/mL的芹菜素对照品，按"1.2.3"项下显色方法，于紫外 – 可见分光光度计396 nm处测定吸光度，记录吸光度值，计算总黄酮含量。结果平均回收率为101.14%，RSD=2.92%（n=8），表明本方法误差小，准确度较好。结果见表1-1-6。

表1-1-6 加样回收试验结果

序号	样品总黄酮的量（mg）	加入对照品的量（mg）	测得量（mg）	回收率（%）	平均回收率（%）	RSD（%）
1	2.3584	2.3568	4.7433	101.19		
2	2.3579	2.3568	4.7322	100.74		
3	2.3582	2.3568	4.6001	95.13		
4	2.3572	2.3568	4.8119	104.15	101.14	2.92
5	2.3575	2.3568	4.7723	102.46		
6	2.3584	2.3568	4.7334	100.77		
7	2.3586	2.3568	4.8265	104.71		
8	2.3579	2.3568	4.7131	99.93		

1.3 拳卷地钱总黄酮含量测定

称取不同批次的拳卷地钱药材粉末，按"1.2.2"项下方法制备供试品溶液，按"1.2.3"项下显色方法，采用紫外 – 可见分光光度法于396 nm处测定吸光度，记录吸光度值，分别代入标准曲线方程计算拳卷地钱中总黄酮含量，其含量范围为4.6822~26.3007 mg/g。结果见表1-1-7。

表1-1-7 广西产拳卷地钱中总黄酮含量（n=3）

编号	总黄酮含量（mg/g）	平均含量（mg/g）	RSD（%）
QJDQ-1	12.5249	12.5249	0.10
	12.5122		
	12.5376		
QJDQ-2	5.8521	5.8577	0.08
	5.8605		
	5.8605		

续表

编号	总黄酮含量（mg/g）	平均含量（mg/g）	RSD（%）
QJDQ-3	14.9491 14.9998 15.0082	14.9857	0.21
QJDQ-4	6.4476 6.4448 6.4701	6.4542	0.21
QJDQ-5	23.5562 23.5590 23.5604	23.5585	0.01
QJDQ-6	23.0649 23.1634 23.3591	23.1958	0.65
QJDQ-7	6.8502 6.8263 6.8291	6.8352	0.19
QJDQ-8	23.9855 23.6885 23.9743	23.8828	0.70
QJDQ-9	18.1208 18.1517 18.1306	18.1344	0.09
QJDQ-10	15.6642 15.6684 15.6656	15.6661	0.01
QJDQ-11	26.3107 26.3007 26.2907	26.3007	0.02
QJDQ-12	4.6794 4.6893 4.6780	4.6822	0.13
QJDQ-13	12.1251 12.1265 12.1293	12.1270	0.02

续表

编号	总黄酮含量（mg/g）	平均含量（mg/g）	RSD（%）
QJDQ-14	16.9383	17.0105	0.37
	17.0509		
	17.0424		
QJDQ-15	6.4476	6.4542	0.21
	6.4448		
	6.4701		
QJDQ-16	9.2772	9.2617	0.15
	9.2561		
	9.2518		
QJDQ-17	12.8797	12.8956	0.23
	12.9303		
	12.8768		
QJDQ-18	9.8135	9.8182	0.04
	9.8220		
	9.8192		
QJDQ-19	24.2460	24.3239	0.52
	24.4712		
	24.2544		
QJDQ-20	13.6553	13.6497	0.18
	13.6230		
	13.6708		
QJDQ-21	13.1288	13.1232	0.05
	13.1162		
	13.1246		
QJDQ-22	15.6896	15.6966	0.04
	15.7008		
	15.6994		
QJDQ-23	8.4987	8.4992	0.04
	8.4959		
	8.5029		
QJDQ-24	22.1456	22.3600	1.03
	22.3328		
	22.6017		

续表

编号	总黄酮含量（mg/g）	平均含量（mg/g）	RSD（%）
	14.2142		
QJDQ–25	14.1847	14.1983	0.10
	14.1960		

1.4　小结

本实验以芹菜素为对照品，采用紫外－可见分光光度法于396 nm波长处测定其吸光度值。结果表明，芹菜素溶液浓度在0.01196~0.07176 mg/mL范围内与吸光度线性关系良好，平均回收率为101.14%；测得25批次拳卷地钱药材中总黄酮的平均含量在4.6822~26.3007 mg/g范围内；总黄酮含量最高的产地是贺州市昭平县。本研究建立了广西产拳卷地钱中总黄酮的含量测定方法，该方法简单、准确、可靠、便捷，具有良好的重复性和稳定性，可作为测定拳卷地钱总黄酮含量的方法。

2　芹菜素的含量测定

2.1　仪器与试药

Agilent 1260高效液相色谱仪、G1315B型紫外检测器；SQP型电子分析天平［赛多利斯科学仪器（北京）有限公司］；KQ5200B型超声波清洗器（昆山市超声仪器有限公司）；纯水仪（美国密理博Milli-Q Advantage A10超纯水系统）；P型移液器（吉尔森公司）。

乙腈、甲醇（美国Fisher公司，色谱纯），磷酸（国药集团化学试剂有限公司，色谱纯）。

芹菜素对照品（中国食品药品检定研究院，批号：111901–201603，含量为99.2%）。实验用药材来源及采集情况见表1–1–1。

2.2　实验方法与结果

2.2.1　溶液的制备

2.2.1.1　对照品溶液制备

精密称定芹菜素对照品5.14 mg，用甲醇溶液定容至50 mL棕色容量瓶中，配制芹菜素对照品溶液，备用。

2.2.1.2　供试品溶液制备

称取拳卷地钱药材粉末1 g，精密称定，加甲醇溶液25 mL，称重，超声提取1 h后，补重，取续滤液，置于离心机中以13000 r/min离心10 min，吸取上清液5 μL，备用。

2.2.2　色谱方法

色谱柱：Ultimate RXB–C18（4.6 nm×250 mm，5 μm）；流动相：乙腈–0.4%磷酸水溶液（34∶66）；进样量：10 μL；流速：1.0 mL/min；检测波长：330 nm（未加入1%三乙胺溶液显色反应，检测波长为330 nm）；柱温：25 ℃。柱效以芹菜素计算，理论塔板数不少于4500。

2.2.3 系统性适应性试验和专属性实验

分别取"2.2.1.1"项下对照品溶液、"2.2.1.2"项下供试品溶液和甲醇溶液，按"2.2.2"项下色谱条件测定，结果见图1-1-5。

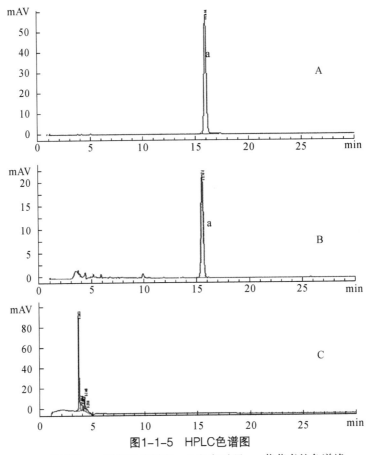

图1-1-5 HPLC色谱图

A.芹菜素；B.拳卷地钱样品；C.空白对照；a.芹菜素的色谱峰

2.2.4 标准曲线制备

分别量取"2.2.1.1"项下芹菜素对照品溶液1 mL、2 mL、3 mL、4 mL、5 mL、6 mL置于10 mL容量瓶中，加甲醇定容至刻度线，微孔滤膜过滤，按"2.2.2"项下色谱条件测定。以峰面积为纵坐标（y），浓度为横坐标（x），得芹菜素的回归方程为：$y=55252.61148x+8.4310515$（$R^2=0.99976$），线性范围为 0.0041~0.0246 mg/mL。结果见表1-1-8、图1-1-6。

表1-1-8 芹菜素线性范围考察实验结果

序号	1	2	3	4	5	6
浓度（mg/mL）	0.0041	0.0082	0.0123	0.0164	0.0206	0.0246
峰面积A	245.2	467.6	689.0	908.7	1130.4	1381.0

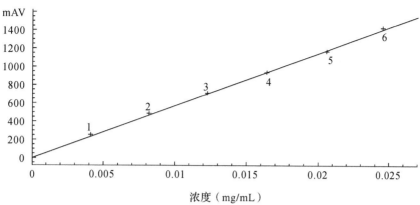

图1-1-6 芹菜素标准曲线

2.2.5 方法学考察

2.2.5.1 精密度试验

精密吸取按"2.2.1.1"项下制备对照品溶液，按"2.2.2"项下色谱条件连续测定6次。测得芹菜素对照品的RSD=0.44%，表明仪器精密度良好。见表1-1-9。

表1-1-9 精密度试验结果

编号	峰面积A	平均峰面积$\overline{A}$	RSD（%）
1	223.5		
2	224.7		
3	225.9		
4	225.1	225.18	0.44
5	226.1		
6	225.8		

2.2.5.2 稳定性试验

精密称定拳卷地钱药材 QJDQ-18 号粉末1 g，按"2.2.1.2"项下方法制备供试品溶液，按"2.2.2"项下色谱条件分别于0 h、2 h、4 h、6 h、8 h、10 h后测定。测得芹菜素的RSD=2.49%，表明供试品溶液在10 h内稳定。结果见表1-1-10。

表1-1-10 芹菜素稳定性试验结果

编号	芹菜素含量（mg）	平均含量（mg）	RSD（%）
1	0.1158		
2	0.1102		
3	0.1105		
4	0.1101	0.1106	2.49
5	0.1080		
6	0.1088		

2.2.5.3 重复性试验

精密称定拳卷地钱药材 QJDQ-18 号粉末 1 g，按 "2.2.1.2" 项下方法制备供试品溶液，共 6 份，按 "2.2.2" 项下色谱条件进行测定。测得拳卷地钱中芹菜素峰面积 RSD=2.61%，表明试验重复性良好。结果见表 1-1-11。

表 1-1-11　芹菜素重复性试验结果

编号	芹菜素含量（mg）	平均含量（mg）	RSD（%）
1	0.1172		
2	0.1102		
3	0.1150	0.1126	2.61
4	0.1124		
5	0.1098		
6	0.1110		

2.2.5.4 加样回收试验

精密称定拳卷地钱药材 QJDQ-18 号粉末 0.5 g（已测 1 g 药材芹菜素含量为 0.1088 mg），平行取 8 份，精密加入 1 mL 浓度为 0.0538 mg/mL 的芹菜素对照品，按 "2.2.1.2" 项下方法制备供试品溶液，按 "2.2.2" 项下色谱条件进行测定，计算加样回收率。测得芹菜素平均加样回收率为 101.09%，RSD=2.97%。结果见表 1-1-12。

表 1-1-12　芹菜素加样回收率试验结果表

编号	样品芹菜素的量（mg）	加入对照品的量（mg）	测得量（mg）	回收率（%）	平均回收率（%）	RSD（%）
1	0.0544	0.0538	0.1083	100.19		
2	0.0543	0.0538	0.1086	100.74		
3	0.0545	0.0538	0.1059	95.73		
4	0.0542	0.0538	0.1104	104.15	101.09	2.97
5	0.0543	0.0538	0.1095	102.46		
6	0.0544	0.0538	0.1087	100.77		
7	0.0541	0.0538	0.1108	104.71		
8	0.0545	0.2080	0.1082	99.93		

2.2.6 芹菜素含量测定

取 25 批次的拳卷地钱药材各 1.0 g，平行取 3 份，按 "2.2.1.2" 项下方法制备供试品溶液，按 "2.2.2" 项下色谱条件进行测定，记录芹菜素的峰面积，分别代入标准工作曲线方程计算，得出样品中芹菜素的含量在 0.0344~0.7572 mg/g 范围内，结果见表 1-1-13。

表1-1-13 各批次药材芹菜素的含量（n=3）

编号	芹菜素含量（mg/g）	平均含量（mg/g）	RSD（%）
QJDQ-1	0.3424 0.3420 0.3413	0.3419	0.16
QJDQ-2	0.0599 0.0596 0.0593	0.0596	0.50
QJDQ-3	0.3523 0.3714 0.3570	0.3602	2.76
QJDQ-4	0.2631 0.2627 0.2696	0.2651	1.46
QJDQ-5	0.1330 0.1335 0.1343	0.1336	0.48
QJDQ-6	0.0436 0.0438 0.0451	0.0442	1.84
QJDQ-7	0.1405 0.1436 0.1418	0.1420	1.10
QJDQ-8	0.3573 0.3744 0.3624	0.3647	2.41
QJDQ-9	0.4504 0.4533 0.4543	0.4527	0.45
QJDQ-10	0.1995 0.2015 0.2038	0.2016	1.07
QJDQ-11	0.7559 0.7572 0.7586	0.7572	0.18

续表

编号	芹菜素含量（mg/g）	平均含量（mg/g）	RSD（%）
QJDQ-12	0.0351 0.0334 0.0347	0.0344	2.58
QJDQ-13	0.1989 0.1999 0.2016	0.2001	0.68
QJDQ-14	0.2664 0.2655 0.2654	0.2658	0.21
QJDQ-15	0.1031 0.1034 0.1029	0.1031	0.24
QJDQ-16	0.2676 0.2671 0.2706	0.2684	0.70
QJDQ-17	0.0440 0.0431 0.0442	0.0438	1.34
QJDQ-18	0.1045 0.1057 0.1034	0.1045	1.10
QJDQ-19	0.2146 0.2136 0.2135	0.2139	0.28
QJDQ-20	0.1981 0.1978 0.1987	0.1982	0.25
QJDQ-21	0.1809 0.1811 0.1812	0.1811	0.08
QJDQ-22	0.0483 0.0487 0.0490	0.0487	0.72

续表

编号	芹菜素含量（mg/g）	平均含量（mg/g）	RSD（%）
	0.1590		
QJDQ–23	0.1561	0.1567	1.32
	0.1550		
	0.2554		
QJDQ–24	0.2516	0.2527	0.93
	0.2511		
	0.3130		
QJDQ–25	0.3126	0.3094	1.92
	0.3025		

2.3　小结

本实验建立了拳卷地钱中芹菜素含量的测定方法，该方法稳定、简便、快速。实验色谱条件如下。色谱柱：Ultimate RXB–C18（4.6 mm × 250 mm，5 μm）；流动相：乙腈 – 0.4% 磷酸水溶液（34∶66）；进样量：10 μL；流速：1.0 mL/min；检测波长：330 nm；柱温：25 ℃。芹菜素溶液浓度在 0.0041~0.0246 mg/mL 范围内线性关系良好，平均加样回收率为 101.09%；测得贺州市昭平县等 25 个产地拳卷地钱药材的芹菜素含量在 0.0344~0.7572 mg/g 范围内，以贺州市昭平县含量最高（0.7572 mg/g）；本品按干燥品计算，拟定芹菜素不得少于 0.0275 mg/g。

3　总结与讨论

课题组的前期研究表明拳卷地钱中起护肝作用的药效物质基础是其总黄酮，芹菜素是总黄酮中的主要黄酮类成分，而拳卷地钱总黄酮是以芹菜素为母核的黄酮类成分。因此，本实验采用超声提取法，运用 UV 测定拳卷地钱总黄酮含量，以 1% 三乙胺 –80% 乙醇溶液显色，芹菜素作为对照品，测得这 25 个产地的拳卷地钱总黄酮含量范围为 4.6822~26.3007 mg/g，用 HPLC 测定广西境内不同产地的 25 批拳卷地钱药材中芹菜素的含量范围是 0.0344~0.7572 mg/g。通过芹菜素和总黄酮的含量测定，对广西产拳卷地钱的质量进行评价研究。通过测定结果可知，贺州市昭平县产拳卷地钱总黄酮及芹菜素含量最高，本研究拟定贺州昭平产拳卷地钱为后续产品开发研究的样品。

不同产地的拳卷地钱总黄酮、芹菜素含量有显著性差异，出现这种含量差异的原因可能是由拳卷地钱产地的海拔、温度、湿度、降水量等生长环境因素的不同造成。贺州昭平等 25 个产地的拳卷地钱药材均是在 2018 年 5 月中旬至 6 月初采集，采集期间广西大部分地区气温偏低、降水量偏多，光照强度相对较弱，气候环境符合拳卷地钱的生长要求，故其代谢合成性能较高，其中主要化学成分含量也相对较高。研究不同产地拳卷地钱总黄酮和芹菜素的含量，将其含量差异作为评价不同产地药材质量的依据，从而筛选出拳卷地钱的优质产地，为控制广西产拳卷地钱的质量以及今后拳卷地钱产品开发提供参考依据，对拳卷地钱资源的利用具有重要指导意义。

第二节 广西产拳卷地钱产品胶囊剂的成型工艺研究

在中药制剂的生产中，胶囊剂的制备工艺相对简单，具有携带、贮存、运输及服用方便等优势，并且其起效快、生物利用度相对高、药效稳定，能有效隔绝药物的苦味、臭味，在临床上广泛使用。鉴于拳卷地钱药材味腥、苦，服用困难且携带不便等原因，本研究选择开发拳卷地钱为硬胶囊。结合第一节的研究，通过药材质量评价研究得出贺州市昭平县产拳卷地钱药材的总黄酮及芹菜素含量最高。因此，本研究以贺州市昭平县拳卷地钱药材作为研究对象，按《中国药典 2015年版》胶囊剂成型工艺制备拳卷地钱硬胶囊。

1 实验仪器和试药

1.1 实验仪器

SQP 电子分析天平〔赛多利斯科学仪器（北京）有限公司〕；FD56恒温鼓风干燥箱〔合测实业（上海）有限公司〕；DZF-6050真空干燥箱（上海一恒科学仪器有限公司）；标准药检筛（绍兴市上虞区学勤纱筛厂）；HDM-500恒温电热套（江苏天由有限公司）；HH-S8数显型恒温水浴锅（金坛市医疗仪器厂）。

1.2 实验试药

可溶性淀粉（郑州明润化工产品有限公司）；糊精（汉中秦发糊精有限责任公司）；乳糖（郑州明润化工产品有限公司）；微晶纤维素（江西益普生药业有限公司）；硫酸（廉江市爱廉化学试剂有限公司）；氯化钠（成都金山化学试剂有限公司）；硝酸钾（成都金山化学试剂有限公司）；溴化钠（成都金山化学试剂有限公司）；氯化钾（天津市大茂化学试剂厂）；溴化钠（上海麦克林生化科技有限公司）；95% 乙醇（成都市科隆化学品有限公司）。以上辅料均为药用辅料，试剂均为分析纯。

拳卷地钱药材（QJDQ-11，采自贺州市昭平县，过二号筛）粗粉。

2 方法与结果

2.1 干膏的制备

根据课题组前期建立的拳卷地钱总黄酮提取纯化工艺，提取拳卷地钱总黄酮。取1000 g 拳卷地钱药材粗粉加15倍量80% 乙醇溶液，70 ℃回流提取0.5 h，过滤，提取3次，合并滤液，减压蒸馏，回收乙醇，水浴挥干得到拳卷地钱醇提物，经纯化处理得总黄酮干膏17.85 g，得率为1.79%。

2.2　辅料的筛选

2.2.1　辅料种类的筛选设计

根据药用辅料性质，将可溶性淀粉（处方1）、乳糖（处方2）、糊精（处方3）、微晶纤维素（处方4）、可溶性淀粉和乳糖（1∶1）混合物（处方5）、可溶性淀粉和微晶纤维素（1∶1）混合物（处方6）、乳糖和糊精（1∶1）混合物（处方7）、可溶性淀粉和糊精（1∶1）混合物（处方8）、乳糖和微晶纤维素（1∶1）混合物（处方9）、糊精和微晶纤维素（1∶1）混合物（处方10）等10种常用辅料与总黄酮干膏按1∶1的比例混合均匀制备成颗粒，以休止角、吸湿率为指标，筛选出最佳辅料种类。

2.2.2　休止角的测定

休止角是常用来衡量微粉、粉剂或颗粒流动性的指数。休止角的检查方法：采用注入法测定物料的体积，即将物料从漏斗上方慢慢加入，从漏斗底部漏出的物料在水平面上形成圆锥状堆积体的倾斜角，计算公式为 $\tan\alpha = h/r$（α 为休止角，h 为锥体的高，r 为锥体底部的半径，漏斗最底端与水平面的距离为1 cm）。每个处方分别取3批，按上述方法慢慢连续不断地注入漏斗中，测定其形成圆锥状堆积体的倾斜角。结果见表1-2-1。

处方1至处方10的休止角平均值分别为36.49°、—、40.27°、46.76°、43.69°、45.00°、45.43°、49.09°、49.55°、43.61°（"—"表示黏性较大，无法进行休止角测定）；各处方药粉流动性能作用趋势为处方1>处方3>处方10>处方5>处方6>处方7>处方4>处方8>处方9，表明药粉加入不同辅料均能改善药粉的流动性；其中，可溶性淀粉改善药粉流动性最佳，因此确定可溶性淀粉作为胶囊的辅料之一。

表1-2-1　各处方休止角测定结果

处方号	次数/休止角（α）			平均值
	1	2	3	
1	35.75	37.73	35.98	36.49
2	—	—	—	—
3	42.94	39.34	38.52	40.27
4	47.12	45.66	47.50	46.76
5	43.93	45.16	41.99	43.69
6	43.27	47.12	44.61	45.00
7	46.38	44.96	44.96	45.43
8	51.55	44.61	51.12	49.09
9	52.86	52.86	42.94	49.55
10	43.27	42.94	44.61	43.61

2.2.3　吸湿率的测定

将盛有 NaCl 过饱和溶液的玻璃干燥器放置于25 ℃恒温培养箱内，恒温24 h，当干燥器内的恒定湿度为75%时，将药粉平铺于已恒重的扁形称量瓶中，药粉厚约3 mm，精密称重后放入 NaCl 过饱和溶液的玻璃干燥器，于25 ℃恒温培养箱内保存，分别间隔

12 h、24 h、48 h、72 h称重,计算药粉的吸湿率。结果见表1-2-2。

$$吸湿率(\%) = \frac{吸湿后总重量(g) - 吸湿前总重量(g)}{吸湿前药粉重量(g)} \times 100$$

结果可见,各处方抗湿性能作用趋势为处方8>处方4>处方10>处方9>处方1>处方5>处方6>处方3>处方7,表明不同辅料的加入均能改善药粉的吸湿性。

表1-2-2 各处方吸湿率测定结果(%)

处方号	时间			
	12 h	24 h	48 h	72 h
1	7.78	10.05	11.02	11.66
2	—	—	—	—
3	12.83	12.29	12.70	13.48
4	10.92	8.56	9.56	9.88
5	5.49	15.81	15.15	12.06
6	6.77	14.40	11.56	12.89
7	7.91	16.37	12.69	15.83
8	4.49	7.80	10.03	8.83
9	6.43	14.53	10.17	10.76
10	9.61	10.01	10.36	10.44

2.2.4 确定辅料

按上述试验,以吸湿率(权重系数为0.8)、休止角(权重系数为0.2)为综合评价指标,对辅料进行筛选,结果见表1-2-3。

综合评分公式如下:

$$综合评分 = \frac{最小休止角}{休止角} \times 0.2 + \frac{最小吸湿率}{吸湿率} \times 0.8$$

结果表明,处方5药粉防潮抗湿能力和流动性较好,最终选择的辅料为处方5,即主药:可溶性淀粉:乳糖 =1:1:1。

表1-2-3 主药与辅料综合评分

处方号	吸湿率(%)	休止角(°)	综合评分
1	11.66	36.49	80.58
2	—	—	—
3	13.48	40.27	70.53
4	9.88	46.76	87.11
5	12.06	43.69	95.04
6	12.89	45.00	71.02

续表

处方号	吸湿率（%）	休止角（°）	综合评分
7	15.83	45.43	69.69
8	8.83	49.09	94.87
9	10.76	49.55	80.38
10	10.44	43.61	84.40

2.3　主药和辅料比例的确定

试验表明，可溶性淀粉有利于改善药粉的流动性，而乳糖有较好的吸湿性，因此，选用可溶性淀粉、乳糖作为辅料，按照表1-2-4的不同配伍比例混均，按照上述方法测定吸湿率和休止角，对主药与辅料的比例进行优化。按"2.2.4"项下方法，对主药与辅料的比例进行优化试验。由表1-2-4可知，处方1的辅料比例最好，故选用主药：可溶性淀粉：乳糖=1：1：1进行实验。

表1-2-4　辅料比例考察

处方号	主药（g）	可溶性淀粉（g）	乳糖（g）	吸湿率（%）	休止角（°）	综合评分
1	1.0	1.0	1.0	9.01	43.81	97.98
2	1.0	0.5	1.0	12.63	48.97	67.69
3	1.0	1.0	0.5	15.44	45.25	73.87
4	1.0	0.5	0.5	10.06	43.86	83.68

2.4　制粒工艺考察

由于湿法制粒具有操作方便、外观美观、流动性好、耐磨性较强、压缩成形性好等特点，因此选择湿法制粒填装胶囊。

2.4.1　润湿剂浓度的考察

按已经筛选好的最佳比例加入辅料，混合均匀，每份50 g，分别加入60%、70%、75%、80%、85%、90%、95%的乙醇制软材，过24目筛，50 ℃下，4 h烘干后整粒。以收得率、成型率、制粒情况为指标，筛选出最佳乙醇浓度。结果见表1-2-5。

$$收得率（\%）=\frac{合格颗粒重量（g）}{药粉重量（g）+辅料重量（g）}×100$$

$$成型率（\%）=\frac{合格颗粒重量（g）}{过筛前颗粒重量（g）}×100$$

结果表明，以70%乙醇为润湿剂，软材黏度适中，容易制粒，大部分能通过筛网，颗粒硬度适中，颗粒收得率和成型率均比其他组的高。因此，选择70%乙醇作为润湿剂。

表1-2-5 乙醇浓度对制粒的影响

乙醇浓度（%）	制粒情况	收得率（%）	成型率（%）
95	黏度小，较松散，可全部通过筛网，粉末较多，颗粒松散	76.80	82.00
90	黏度较小，松散，几乎全部通过筛网，粉末较多，颗粒硬度小	78.30	81.40
85	黏度比较小，轻触即散，大部分能通过筛网，颗粒硬度较小	79.80	83.70
80	黏度适中，握之成团，轻触即散，大部分能通过筛网，硬度适中	84.10	89.20
75	黏度适中，握之成团，轻触即散，大部分能通过筛网，硬度较适中	85.20	86.50
70	黏连成块，有少量结块，大部分能通过筛网，硬度较大	86.00	90.00
60	黏度大，有结块，过筛困难，硬度较大	74.60	79.90

注：合格颗粒为能通过药典一号筛但不能通过五号筛的胶囊。

2.4.2 乙醇用量的考察

按已筛选好的最佳比例加入辅料，混合均匀，每份100 g，选择70%乙醇为润湿剂，分别加入药辅总量的0.12~0.17倍量、0.18~0.24倍量、0.25~0.30倍量制软材，按上述方法制粒，以收得率、成型率、制粒情况为指标，筛选出最佳乙醇用量。结果见表1-2-6。

结果表明，70%乙醇用量为药辅总量的0.25~0.30倍量时，软材黏度适中，易制粒，大部分可通过筛网，颗粒硬度适中，颗粒收得率和成型率较高。因此，选择70%乙醇的用量为药辅总量的0.25~0.30倍量。

表1-2-6 不同乙醇用量对成型工艺的影响

乙醇用量（倍量）	制粒情况	收得率（%）	成型率（%）
0.12~0.17	黏度较小，全部可过筛网，粉末较多，捏之即碎	76.80	89.82
0.18~0.24	黏度较好，大部分通过筛网，硬度适中	79.30	94.07
0.25~0.30	黏度适中，大部分通过筛网，硬度适中	87.00	98.42

2.4.3 制粒工艺的验证试验

根据筛选的最佳成型工艺，进行3批小试试验。测得颗粒收得率平均值为88.27%，RSD=1.44%；颗粒成型率平均值为95.35%，RSD=1.42%。结果表明该制粒工艺科学、合理。结果见表1-2-7。

表1-2-7 制粒工艺验证试验表

批号	20181215	20181219	20181225	平均值（%）	RSD（%）
混合物料（g）	150	150	150	——	——
收得率（%）	87.15	88.00	89.65	88.27	1.44
成型率（%）	94.52	94.62	96.92	95.35	1.42

2.5 颗粒堆密度测定及胶囊型号的确定

采用量筒法测定颗粒堆密度。精密取适量颗粒，置于10 mL量筒中，手持量筒由5 cm的高度落在木板上。重复6次，测量颗粒的体积，计算堆密度平均值。结果见表1-2-8。

结果表明，6次堆密度测定结果为0.52 g/mL、0.51 g/mL、0.54 g/mL、0.53 g/mL、0.53 g/mL、0.51 g/mL，平均值为0.52 g/mL，RSD=2.70%。结合药效学实验结果，确定选择0号胶囊，其容积为0.67 mL，每粒胶囊可填充颗粒0.351 g。

表1-2-8 颗粒堆密度测定

编号	重量（g）	体积（mL）	堆密度（g/mL）	堆密度平均值（g/mL）	RSD（%）
1	2.41	4.6	0.52		
2	2.50	4.9	0.51		
3	2.45	4.5	0.54		
4	2.52	4.8	0.53	0.52	2.70
5	2.45	4.6	0.53		
6	2.48	4.9	0.51		

2.6 颗粒临界相对湿度的测定

在已干燥至恒重的扁形称量瓶底部放入厚约2 mm的颗粒，准确称量后置于分别盛有3种不同浓度的H_2SO_4溶液（54%、48%、44%）和4种不同盐的饱和溶液（NaBr、NaCl、KCl、KNO_3）的干燥容器内（称量瓶打开），于25 ℃恒温培养箱中放置96 h后称量，计算吸湿率。用Origin软件以相对湿度（RH，%）作为横坐标，吸湿率作为纵坐标，作出临界相对湿度曲线，在曲线的两端作切线，求得两条切线的线性方程为$y=0.69631x-41.38791$、$y=0.11141x-3.35438$。两条切线交点的横坐标为65.01%，即药粉的临界相对湿度（CRH）。根据测定结果可知，本品的临界相对湿度为65.01%。当湿度<65.01%时，胶囊的吸湿性不强；当湿度大于65.01%时，胶囊吸湿性明显增强，故生产环境湿度应控制在65.01%以下。结果见表1-2-9、图1-2-1。

表1-2-9 不同湿度下胶囊吸湿率的测定

湿度环境	RH（%）	吸湿率（%）
54%H_2SO_4	29.55	0.24
48%H_2SO_4	40.52	1.46
44%H_2SO_4	48.52	2.73
NaBr	57.70	3.93
NaCl	75.28	9.83
KCl	84.26	18.06
KNO_3	92.48	29.88

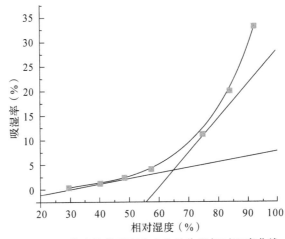

图1-2-1 拳卷地钱胶囊内容物的临界相对湿度曲线

2.7 拳卷地钱胶囊制剂工艺确定

2.7.1 处方

综合上述的研究试验结果，暂拟定拳卷地钱胶囊的处方工艺如下：

拳卷地钱	6536 g
乳糖	117 g
可溶性淀粉	117 g
共制成胶囊	1000 粒

2.7.2 制法

称取一定量拳卷地钱粗粉加15倍量80%食用乙醇溶液，于75 ℃下回流提取0.5 h，过滤，提取3次，合并滤液，减压蒸馏，回收乙醇，水浴挥干得到拳卷地钱醇提物，再经纯化处理得总黄酮干膏，得率为1.79%。将辅料乳糖、可溶性淀粉与总黄酮干膏（1：1：1）混合均匀，50 ℃下4 h烘干，打粉并过80目筛，加入0.25~0.30倍量的70%食用乙醇溶液制备软材，过24目筛制粒，50 ℃下干燥2 h，18目筛整粒后填装胶囊，测定临界相对湿度值为65.01%以下，混匀，制得1000粒，即得拳卷地钱胶囊，检验后装入药用塑料瓶中（每瓶300 g），并用封口机进行封口，置于阴凉处干燥保存。

2.7.3 工艺流程

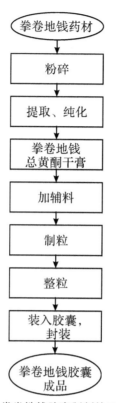

图1-2-2 拳卷地钱胶囊制剂的工艺流程图

第三节　建立广西产拳卷地钱产品胶囊剂的质量标准草案

为控制拳卷地钱胶囊的质量，保证其有效、均一、安全、稳定，本研究按《中国药典　2015年版　四部》通则"0103　胶囊剂"项检查，对拳卷地钱胶囊进行性状、水分、装量差异、崩解时限等检查，除此之外采用 TLC 和 UV 对拳卷地钱胶囊中的芹菜素进行定性鉴别，进行总黄酮定量检查，最终建立拳卷地钱胶囊的质量标准草案，为其生产开发提供科学可行、稳定可靠的方法。

1　实验仪器和试药

1.1　实验仪器

SQP 电子分析天平［赛多利斯科学仪器（北京）有限公司］；Secura225D-1CN 十万分之一分析天平［赛多利斯科学仪器（北京）有限公司］；KQ-500E 超声波清洗器（昆山市超声仪器有限公司）；H1650-W 高速台式离心机（湖南湘仪实验室仪器开发有限公司）；旋转蒸发仪（上海亚荣生化仪器厂）；真空泵（郑州长城科工贸有限公司）；明澈 D24 UV 纯水超纯水一体化系统（德国默克密理博）；电热恒温鼓风干燥箱（上海一恒科学仪器有限公司）；真空干燥器（上海一恒科学仪器有限公司）；2600 紫外 - 可见分光光度计［岛津仪器（苏州）有限公司］；ZXRD-A7230烘箱（上海智城分析仪器制造有限公司）；DFY-300C 万能粉碎机（温岭市林大机械有限公司）。

1.2　实验试药

乙醇（成都市科龙化工试剂厂），乙腈（成都市科龙化工试剂厂），均为分析纯。

甲醇（赛默飞世尔科技有限公司，色谱纯）；乙腈（赛默飞世尔科技有限公司，色谱纯）；磷酸（天津市科密欧化学试剂有限公司）；冰醋酸（国药集团化学试剂有限公司）；硅胶 G 板（青岛海洋化工有限公司）；超纯水（上海优普实业有限公司，色谱纯）。

芹菜素标准品（供含量测定，中国食品药品检定研究院，批号：111901-201603）。

拳卷地钱对照药材（QJDQ-11，广西壮瑶药重点实验室提供），拳卷地钱胶囊剂（广西壮瑶药重点实验室自制，批号：20181215、20181219、20181225）。

2　一般检查项目

2.1　性状

通过对3批样品胶囊的形态、颜色、气味进行考察和分析，囊壳均匀光滑，无破裂，无肉眼可见杂质，其内容物性状为棕色或棕褐色颗粒，气清香，味微苦。

2.2　水分

按《中国药典　2015年版　四部》通则"0832　水分测定法"项下第二法（烘干法）

测定3批样品中的水分。

取供试品2.0 g,平铺于干燥至恒重的扁形称量瓶中,厚度不超过5 mm,疏松供试品不超过10 mm,精密称定,开启瓶盖在100~105 ℃下干燥5 h,将瓶盖盖好,移置干燥器中,放冷30 min,精密称定,再在上述温度干燥1 h,放冷称重,至连续两次称重的差异不超过5 mg为止。根据减失的重量,计算供试品中的含水量(%)。除另有规定外,含水量不得过9%。经过检查,3批拳卷地钱胶囊的含水量分别为7.9%、7.8%、8.1%,符合规定。结果见表1–3–1。

表1–3–1　拳卷地钱胶囊水分测定结果

批号	20181215	20181219	20181225
平均含水量(%)	7.9	7.8	8.1

2.3　装量差异

按《中国药典　2015年版　四部》通则"0103　胶囊剂"项下装量差异检查法,分别取3批拳卷地钱胶囊各10粒,精密称定重量,倾出内容物(不得损坏囊壳),囊壳拭净,求出每粒内容物的装量与平均装量。结果见表1–3–2,达到规定装量差异限度在±10%之内。

表1–3–2　拳卷地钱胶囊装量差异检查结果

序号	第一批装量	装量差异(%)	第二批装量	装量差异(%)	第三批装量	装量差异(%)
1	0.35	5.30	0.35	–4.30	0.35	–2.70
2	0.35	3.60	0.36	2.30	0.36	4.60
3	0.34	–4.40	0.35	–2.70	0.35	–3.50
4	0.35	7.20	0.35	1.50	0.35	–4.50
5	0.34	–4.60	0.35	–5.50	0.35	–6.80
6	0.35	–6.90	0.35	–2.80	0.35	–2.30
7	0.35	–3.20	0.36	–4.70	0.36	5.40
8	0.35	5.70	0.36	2.80	0.36	2.60
9	0.35	–4.30	0.36	7.60	0.36	5.80
10	0.35	5.60	0.36	8.10	0.36	6.20
平均值	0.35	0.40	0.36	0.23	0.36	0.48

2.4　崩解时限

根据《中国药典　2015年版　四部》通则"0921　崩解时限检查法"项,对3批样品的崩解时限进行检查。

分别取3批拳卷地钱胶囊各6粒,放入升降式崩解仪中进行检查。结果见表1–3–3。经过检查,3批拳卷地钱胶囊的崩解时限均小于20 min,符合规定。

表1-3-3 拳卷地钱胶囊崩解时限检查结果

批号	20181215	20181219	20181225
平均崩解时限（min）	17.2	19.5	18.2

3 拳卷地钱胶囊的TLC鉴别

本实验以芹菜素为对照品对拳卷地钱胶囊进行定性鉴别。

3.1 对照品溶液的制备

精密称定芹菜素对照品2.64 mg，置于10 mL的容量瓶中，用甲醇溶解并定容至刻度线，配成浓度为0.246 mg/mL的对照品溶液，离心，过0.45 μL微孔滤膜，得到芹菜素对照品溶液。

3.2 供试品溶液的制备

称定3批拳卷地钱胶囊的内容物各0.2 g，移取25 mL甲醇溶液，超声提取1 h，补重，过滤，用等体积石油醚萃取滤液，萃取液挥干，5 mL甲醇定容，得到供试品溶液。

3.3 鉴别结果

分别取3批拳卷地钱胶囊内容物的供试品溶液、拳卷地钱对照药材溶液、芹菜素对照品溶液、拳卷地钱的阴性对照品溶液各4 μL，分别点于同一硅胶G薄层板上，以三氯甲烷－甲醇－乙酸（25∶3∶1）为展开剂展开。结果如图1-3-1所示。

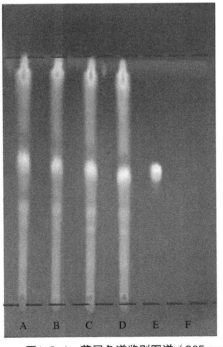

图1-3-1 薄层色谱鉴别图谱（365 nm）

A.第1批次（20181215）拳卷地钱胶囊内容物；B.第2批次（20181219）拳卷地钱胶囊内容物；
C.第3批次（20181225）拳卷地钱胶囊内容物；D.拳卷地钱对照药材；E.芹菜素；F.阴性对照

4　拳卷地钱胶囊总黄酮的含量测定

4.1　对照品溶液的制备

按本章第一节"1.2.1"项下方法制备浓度为0.0110 mg/mL的芹菜素对照品溶液。

4.2　供试品溶液的制备

称取拳卷地钱胶囊内容物0.2 g，加入25 mL甲醇溶液至具塞锥形瓶中，称重，超声1 h后，补重，取续滤液，以3600 r/min离心10 min，取上清液过0.45 µL微孔滤膜，制得供试品溶液，备用。

4.3　方法学考察

4.3.1　标准曲线的绘制

按本章第一节"1.2.1"项下方法制备芹菜素对照品溶液，于紫外－可见分光光度计396 nm波长处测定吸光度。绘制标准曲线，以芹菜素浓度（x）为横坐标，吸光度（y）为纵坐标，并进行线性回归，得到回归方程为$y=7.257x-0.0022$（$R^2=0.9991$），实验结果表明芹菜素对照品在0.0110～0.0658 mg/mL范围内线性关系良好。结果见表1-3-4、图1-3-2。

表1-3-4　芹菜素标准溶液测定结果

编号	1	2	3	4	5	6	7
浓度（mg/mL）	0	0.0110	0.0219	0.0329	0.0438	0.0548	0.0658
吸光度	0	0.07404	0.15396	0.23437	0.32261	0.40173	0.46778

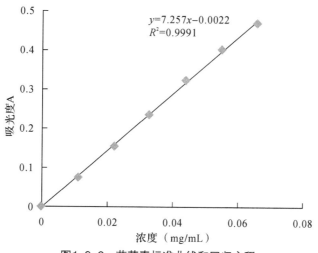

图1-3-2　芹菜素标准曲线和回归方程

4.3.2　精密度试验

取同一浓度为0.0548 mg/mL的芹菜素对照品溶液，在396 nm波长处测定吸光度，连续测定6次，读取吸光度值并记录计算，RSD=2.22%。实验结果表明该仪器的精密度良好，结果见表1-3-5。

表1-3-5 精密度试验结果

次数	吸光度A	平均吸光度	RSD（%）
1	0.3870		
2	0.3750		
3	0.3740	0.3777	2.22
4	0.3890		
5	0.3730		
6	0.3680		

4.3.3 稳定性试验

取第二批次的供试品溶液，在396 nm波长处测定，分别于0 h、2 h、4 h、8 h、12 h、24 h测定吸光度，记录结果并计算，RSD=2.77%。实验结果表明拳卷地钱供试品溶液在24 h内稳定，结果见表1-3-6。

表1-3-6 稳定性试验结果

序号	含量（mg/g）	平均含量（mg/g）	RSD（%）
1	33.8750		
2	32.7500		
3	32.2500	32.3333	2.77
4	31.3750		
5	32.6250		
6	32.1250		

4.3.4 重复性试验

取第二批次的供试品溶液，共6份，按本章第一节"1.2.6.1"项下方法于396 nm波长处测定吸光度，计算RSD=2.74%。实验结果表明本方法的重复性良好，结果见表1-3-7。

表1-3-7 重复性试验结果

组数	含量（mg/g）	平均含量（mg/g）	RSD（%）
1	34.2500		
2	32.6250		
3	33.6250	33.3958	2.74%
4	34.6250		
5	32.8750		
6	32.3750		

4.4　样品测定

取3批次胶囊内容物各0.2 g，精密称定，按本章第一节"1.2.2"项下方法制备供试品溶液，按"1.2.3"项下方法显色，于紫外－分光光度计396 nm处测定吸光度，记录吸光度值，分别代入标准工作曲线方程计算，得到拳卷地钱胶囊总黄酮平均含量为34.2875~36.1250 mg/g，结果见表1-3-8。

表1-3-8　拳卷地钱胶囊的总黄酮含量测定结果

序号	批号	总黄酮含量（mg/g）	平均含量（mg/g）	RSD（%）
1	20181215	34.2875	34.5042	0.62
		34.7125		
		34.5125		
2	20181219	35.5000	35.3333	0.54
		35.1250		
		35.3750		
3	20181225	36.0000	36.0833	0.20
		36.1250		
		36.1250		

3批样品中，总黄酮平均含量最高的为第三批次胶囊（36.0833 mg/g），最低的为第一批次胶囊（34.5042 mg/g），3批平均含量为35.3069 mg/g。考虑到中药材来源的复杂性，限度按平均值下调20%，拟定拳卷地钱胶囊总黄酮含量不低于28.2455 mg/g。

综上所述，本方法专属性强、重现性好、准确度高，可以作为拳卷地钱胶囊中以芹菜素计含量测定的方法。通过3批样品含量测定结果拟定，拳卷地钱胶囊中总黄酮含量不得少于28.2455 mg/g。

5　建立拳卷地钱胶囊质量标准（草案）

拳卷地钱胶囊

Quanjuandiqian Capsules

【处方】拳卷地钱提取物100 g，乳糖100 g，可溶性淀粉100 g。

【制法】以上单味药，称取拳卷地钱粗粉，加15倍80%食用乙醇溶液，70 ℃下回流提取0.5 h，提取3次，合并提取液，减压蒸馏回收乙醇，浓缩得到浸膏，经溶剂萃取—硅胶柱层析，回收洗脱液浓缩得到纯化后的拳卷地钱浸膏，备用。由于提取物浸膏难以粉碎，因此制成总黄酮干膏与乳糖、可溶性淀粉（1∶1∶1）混合均匀，50 ℃，4 h烘干，粉碎，过80目筛，加入70%食用乙醇制软材，过24目筛制粒，50 ℃下干燥2 h，整粒后装入0号胶囊，制成1000粒，即得拳卷地钱胶囊。

【性状】本品为硬胶囊，内容物为棕褐色的颗粒和粉末，气微，清香，味微苦。

【鉴别】按《中华人民共和国药典　2015年版　四部》通则"0502薄层色谱法"项试验。取本品内容物0.2 g，研细，加甲醇25 mL，超声处理1 h，滤过，补重，取续滤液用等体积石油醚萃取3次，水浴挥干，加甲醇溶解定容至5 mL制成供试品溶液。另取拳卷地钱对照药材2 g，同法制成对照药材溶液。再取芹菜素对照品，加甲醇制成1 mL含40 mg的溶液，作为对照品溶液。吸取上述三种溶液各4 μL分别点于同硅胶G薄层板上，以三氯甲烷－甲醇－乙酸（25∶3∶1）为展开剂，展开，取出，晾干。喷以10%硫酸乙醇溶液，在110 ℃加热至斑点显色清晰，置紫外光灯（365 nm）下检视。供试品色谱中，在与对照药材和对照品色谱相应的位置上显示相同颜色的斑点。

【检查】应符合胶囊剂项下有关的各项规定（通则0103）。

【含量测定】按照紫外－可见分光光度色谱法测定。

标准曲线的绘制　精密量取对照品溶液0 mL、1.0 mL、2.0 mL、3.0 mL、4.0 mL、5.0 mL、6.0 mL分别置10 mL容量瓶中，加1%三乙胺溶液3 mL，80%乙醇定容至刻度线，摇匀，以相应的试剂为空白，按照紫外－可见分光光度法（通则0401），在396 nm的波长处测定吸光度，以吸光度为纵坐标，浓度为横坐标，绘制标准曲线。

对照品溶液的制备　精密称取芹菜素对照品2.64 mg，置10 mL棕色容量瓶中，加甲醇溶解定容至刻度，摇匀，即得。

供试品溶液的制备　称取胶囊内容物0.2 g，研细，精密称定，置50 mL具塞锥形瓶中，加入甲醇25 mL，称定重量，超声处理（功率200 W，频率40 kHz）20 min，放冷，用甲醇补足减失的重量，摇匀，滤过（3600 r/min下离心15 min后，吸取上清液）。精密量取续滤液10 mL，置25 mL量瓶中，加甲醇至刻度线，摇匀，即得。

测定法　精密吸取对照品溶液与供试品溶液各1 mL，UV测定吸光度值，计算总黄酮含量。

本品每粒含总黄酮不得少于9.91 mg。

【功能主治】保肝护肝

【适应证】急性肝损伤

【用法用量】口服，每日2次，每次4粒

【产品规格】每粒0.351 g

【保质期】24个月

【贮存】避光，干燥阴凉处保存

【注意事项】按说明书服用，忌辛辣食物。

6　小结与讨论

本节通过对拳卷地钱胶囊的性状、薄层鉴别、含量测定进行研究，建立其水分、装量差异、崩解时限等一般检查项目的限度范围，提供拳卷地钱胶囊的质量评价数据，拟定了总黄酮的含量限度。关于本节方法学考察中标准曲线实验，因为和本章第一节所用仪器不同，非同一时间段，所以重新建立了芹菜素的标准曲线。拳卷地钱胶囊剂质量标准（草案）的初步研究为拳卷地钱胶囊质量标准的建立提供了参考。

第四节　广西产拳卷地钱胶囊护肝作用初步探讨

　　四氯化碳（CCl_4）诱导的动物急性肝损伤模型，是模拟人类肝脏疾病的典型模型，并且常作为保肝药动物实验的造模剂。许多研究证明，氧化应激与炎症反应是该模型关键的病理生理机制。CCl_4被肝脏吸收后，代谢生成大量的自由基，直接或间接造成肝组织损伤并引发脂质过氧化。受损的肝细胞释放相关损伤分子产生过量的促炎症细胞因子，造成二次炎症肝脏损伤，导致严重的肝损害或肝功能衰竭。目前研究表明，拳卷地钱总黄酮对于肝损伤具有较好的治疗作用，获得了较好疗效。因此，本节在前三节的实验研究基础上并参考前期研究基础，探究拳卷地钱胶囊对CCl_4致大鼠急性肝损伤的保护作用，以验证拳卷地钱胶囊剂的安全性、稳定性以及品质疗效（护肝作用）。研究结果表明，拳卷地钱胶囊剂的护肝作用是通过抑制氧化应激反应和炎症反应达到缓解急性肝损伤的作用，为有效治疗肝损伤的临床应用提供数据参考。

1　材料与方法

1.1　供试品

　　拳卷地钱胶囊，由广西壮瑶药重点实验室提供，批号20181018，每粒重0.351 g，拟临床用量为每次4粒，每日2次。取拳卷地钱胶囊内容物，过120目筛，没过筛的部分使用粉碎机粉碎使全部通过120目筛，充分混匀，密封，置于干燥器内保存备用。

1.2　溶媒

　　0.5%羧甲基纤维素钠（0.5%CMC–Na）。

1.3　阳性对照品

　　水飞蓟宾胶囊（天津天士力圣特制药股份有限公司，批号：750712280）。

1.4　主要试剂

　　CCl_4（广东汕头市西陇化工厂，批号：0710262）；花生油（钦州鲁花食用油有限公司，批号：20180531）；水合氯醛（成都市科龙化工试剂厂，批号：2015090601）；生理盐水［回音必集团（江西）东亚制药有限公司，批号：2018072916］；丙氨酸氨基转移酶（ALT）酶联免疫分析（ELISA）试剂盒（武汉贝茵莱生物科技有限公司，货号：RA20112）；天门冬氨酸氨基转移酶（AST）酶联免疫分析试剂盒（武汉贝茵莱生物科技有限公司，货号：RA20112）；总蛋白定量测定试剂盒（BCA法）（南京建成生物工程研究所，批号：20180927）；超氧化物歧化酶（SOD）试剂盒（南京建成生物工程研究所，批号：20180903）；丙二醛MDA（TBA法）试剂盒（南京建成生物工程研究所，批号：20180827）；谷胱甘肽过氧化物酶（GSH–PX）试剂盒（南京建成生物工程研究所，批号：20180916）；微量还原型谷胱甘肽（GSH）测试盒（南京建成生物工程研究所，批号：20180913）；过氧化氢酶（CAT）试剂盒（南京建成生物工程研究所，批号：

20181012）；大鼠肿瘤坏死因子 α（TNF-α）酶联免疫吸附测定试剂盒（Elabscience，货号：Y6EISBE2UT）；大鼠白介素6（IL-6）酶联免疫吸附测定试剂盒（Elabscience，货号：Y6EISBE2UT）。

1.5　仪器

Epoch 全波长酶标仪（美国 BioTek 公司）；SQP 电子分析天平［赛多利斯科学仪器（北京）有限公司］；明澈 D24 UV 纯水超纯水一体化系统（德国默克密理博）；动物电子秤（美国双杰公司）；Eppendorf 移液枪（德国艾本德）；VORTEX-5 旋涡混合振荡器（Kylin-Bell）；电热恒温水浴锅（上海齐欣科学仪器有限公司）；H2050R 台式高速冷冻离心机（湖南湘仪离心机有限公司）；NIKON Eclipse Ni 尼康正置研究级显微镜，Nikon DS-Ri2 摄像机（日本尼康公司）；Panasonic SIM-F140AY65-PC 制冰机（日本松下电器产业株式会社）。

1.6　实验系统及饲养环境

Sprague Dawley 大鼠（SD 大鼠），SPF 级，雄性，体重（200±20）g，由湖南斯莱克景达实验动物有限公司提供，实验动物生产许可证号：SCXK（湘）2016-0002，饲养于广西中医药大学实验动物中心标准实验室，自由摄食饮水，适应性饲养7天后用于实验。

1.7　剂量设计

水飞蓟宾胶囊，每粒35 mg，每天3次，每次2~4粒，折算人临床最大公斤用量为7 mg/d。

拳卷地钱胶囊设低、中、高3个剂量组，低剂量为100 mg/kg（等效剂量，按体表面积折算，大鼠等效剂量相当于人临床公斤剂量的6.3倍），中、高剂量分别为200 mg/kg、400 mg/kg；水飞蓟宾组（等效剂量，44 mg/kg），另设溶媒组和模型组。

1.8　药液的配制

1.8.1　0.5%CMC-Na的配制

称取 CMC-Na 2.5 g 置于纯净水中，使用磁力搅拌器搅拌使其完全溶解，加纯净水至500 mL，充分混匀，即得0.5%CMC-Na。

1.8.2　拳卷地钱胶囊药液的配制

100 mg/kg 药液的配制：称取拳卷地钱胶囊内容物2991 mg，加0.5%CMC-Na 使用磁力搅拌器混匀，转移至100 mL 量筒中，充分混匀，即得拳卷地钱总黄酮含量为10 mg/mL 的拳卷地钱胶囊药液。

200 mg/kg 药液的配制：称取拳卷地钱胶囊内容物5982 mg，加0.5%CMC-Na 使用磁力搅拌器混匀，转移至100 mL 量筒中，充分混匀，即得拳卷地钱总黄酮含量为20 mg/mL 的拳卷地钱胶囊药液。

400 mg/kg 药液的配制：称取拳卷地钱胶囊内容物11964 mg，加0.5% CMC-Na 使用磁力搅拌器混匀，转移至100 mL 量筒中，充分混匀，即得拳卷地钱总黄酮含量为40 mg/mL 的拳卷地钱胶囊药液。

1.8.3 水飞蓟宾胶囊药液的配制

取水飞蓟宾胶囊10粒于研钵中，加0.5%CMC-Na研细，直至小鼠灌胃器可以自由抽动，转移至100 mL量筒，加0.5%CMC-Na至79.5 mL，充分混匀，即得4.4 mg/mL的水飞蓟宾胶囊药液。

1.9 分组、给药及造模

取60只雄性SD大鼠随机分成6组，即溶媒组、模型组、水飞蓟宾组，拳卷地钱胶囊低剂量、中剂量、高剂量组，每组10只。溶媒组和模型组按10 mL/kg灌胃给予0.5% CMC-Na，水飞蓟宾组及拳卷地钱胶囊各剂量组按10 mL/kg灌胃给予相应浓度的水飞蓟宾或拳卷地钱胶囊药液，每天1次，连续灌胃30天。给药前称重1次，以后每3天称重1次，并根据体重调整给药体积。

给药第30天，药后2 h，除溶媒组大鼠不做任何处理外，其余大鼠按5 mL/kg腹腔注射10%CCl$_4$花生油混合液复制急性肝损伤的模型。

1.10 采血及取材

24 h后，使用10%水合氯醛麻醉，腹主动脉取血，于4 ℃下以3000 r/min离心10 min，分离血清，分装，−20 ℃下贮存备用。

取约100 mg肝组织，按1∶9的比例加入预冷生理盐水，匀浆，匀浆液置冷冻离心机，于4 ℃下以3000 r/min离心10 min，取上清液，分装，−20 ℃下保存备用。

肝组织取材，置于4 %多聚甲醛溶液中固定，12 h后换液1次，苏木素－伊红（HE）染色，光镜检查肝组织病理结构的改变。

1.11 血清肝功能指标的检测

采用ELISA法测定血清ALT、AST水平，具体操作步骤按试剂盒说明书要求进行，于450 nm波长处测定各样品OD值，按要求拟合曲线得到曲线方程，根据曲线方程折算出各样品ALT（ng/mL）或AST（ng/mL）水平。

1.12 血清炎症因子指标的检测

采用ELISA法测定血清TNF-α、IL-6水平，具体操作步骤按试剂盒说明书要求进行，于450 nm波长处测定各样品OD值，按要求拟合曲线得到曲线方程，根据曲线方程折算出各样品TNF-α（pg/mL）或IL-6（pg/mL）水平。

1.13 肝组织氧化应激指标的检测

1.13.1 蛋白浓度的检测

采用微量酶标法（BCA法），具体步骤按试剂盒说明书要求进行，于562 nm波长处测定各样品OD值，按试剂盒说明书公式折算出各样品蛋白浓度（μg/mL）。

1.13.2 SOD水平的检测

采用WST-1法，具体步骤按试剂盒说明书要求进行，于450 nm波长处测定各样品OD值，按试剂盒说明书公式折算出各样品SOD水平（U/mgprot）。

1.13.3 MDA水平的检测

采用TBA法，具体步骤按试剂盒说明书要求进行，于532 nm波长处测定各样品OD值，按试剂盒说明书公式折算出各样品MDA水平（nmol/mgprot）。

1.13.4 GSH-PX水平的检测

采用 GSH 消耗法，具体操作步骤按试剂盒说明书要求进行，于 412 nm 波长处测定各样品 OD 值，按试剂盒说明书公式折算出各样品 GSH-PX 水平（U/mgprot）。

1.13.5 GSH水平的检测

采用微量酶标法，具体步骤按试剂盒说明书要求进行，于 405 nm 波长处测定各样品 OD 值，按试剂盒说明书公式折算出各样品 GSH 水平（µmol/gprot）。

1.13.6 CAT水平的检测

采用紫外 – 可见分光光度计，具体步骤按试剂盒说明书要求进行，于 405 nm 波长处测定各样品 OD 值，按试剂盒说明书公式折算出各样品 CAT 水平（U/mgprot）。

1.14 数据处理

实验数据用 SPSS17.0 软件统计，以 $(\bar{x}\pm s)$ 形式表示，$P<0.05$ 则认为有统计学意义。计量数据符合正态分布和方差齐性，采用单因素方差检验分析，两组间比较采用 LSD 检验分析；计量数据不满足正态分布或方差齐性，采用秩和检验 Kruskal–Wallis H 分析，两组间比较采用 Mann–Whitney U 分析。

2 结果

2.1 体重

与模型组比较，溶媒组、水飞蓟宾组及拳卷地钱各剂量组大鼠体重给药前、给药30天及体重增长差异均不具显著性（$P>0.05$），详见表1-4-1。

表1-4-1 拳卷地钱胶囊对大鼠体重的影响（$\bar{x}\pm s$）

组别	剂量（mg/kg）	n	给药前（g）	给药30天（g）	增长值（g）
溶媒组	—	10	223.9±20.1	338.2±75.0	104.3±57.5
模型组	—	10	223.2±10.1	334.1±67.9	130.9±74.1
水飞蓟宾组	44	10	222.0±17.7	328.0±63.7	106.0±47.4
低剂量组	100	8	222.6±18.6	330.5±90.7	107.9±76.3
中剂量组	200	10	221.0±11.8	329.4±65.4	118.4±63.9
高剂量组	400	10	219.5±12.5	335.2±76.6	115.7±68.5

2.2 血清ALT和AST

与溶媒组比较，模型组大鼠血清 ALT、AST 水平显著升高（$P<0.01$）。与模型组比较，水飞蓟宾组大鼠血清 ALT、AST 水平显著降低（$P<0.01$）；拳卷地钱胶囊低、中、高剂量组大鼠血清 ALT、AST 水平显著降低（$P<0.05$ 或 $P<0.01$），详见表1-4-2、图1-4-1至图1-4-2。

表1-4-2　拳卷地钱胶囊对血清ALT和AST水平的影响（$\bar{x} \pm s$）

组别	剂量（mg/kg）	n	ALT（ng/mL）	AST（ng/mL）
溶媒组	—	10	14.60±2.16▲▲	11.80±0.71▲▲
模型组	—	10	47.60±10.05	47.51±4.89
水飞蓟宾组	44	10	26.75±8.30▲▲	20.57±2.69▲▲
低剂量组	100	8	36.77±7.62▲	38.49±7.22▲▲
中剂量组	200	10	35.93±14.26▲	36.97±7.52▲▲
高剂量组	400	10	28.73±9.19▲▲	31.85±5.48▲▲

注：与模型组比较，▲$P<0.05$，▲▲$P<0.01$。

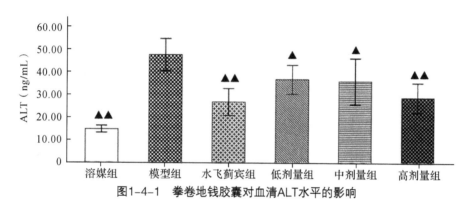

图1-4-1　拳卷地钱胶囊对血清ALT水平的影响

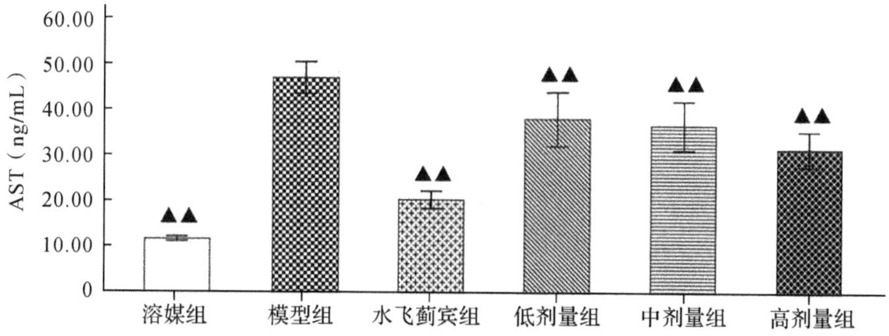

图1-4-2　拳卷地钱胶囊对血清AST水平的影响

2.3　肝组织氧化应激指标

与溶媒组比较，模型组大鼠肝组织 SOD、GSH、CAT 水平显著降低（$P<0.01$），MDA 水平显著升高（$P<0.01$），但 GSH-PX 水平差异不具显著性（$P>0.05$）。与模型组比较，水飞蓟宾组大鼠肝组织 SOD、GSH、CAT 水平显著升高（$P<0.01$），MDA 水平显著降低（$P<0.01$），但 GSH-PX 水平差异不具显著性（$P>0.05$）；拳卷地钱胶囊各剂量组大鼠肝组织 GSH、CAT 水平显著升高（$P<0.05$或$P<0.01$），MDA 水平显著降低（$P<0.05$或 $P<0.01$），中剂量、高剂量组 SOD 和 GSH-PX 水平显著升高（$P<0.05$或 $P<0.01$）。结果详见表1-4-3和表1-4-4、图1-4-3至图1-4-7。

表1-4-3　拳卷地钱胶囊对肝组织SOD、MDA和GSH-PX水平的影响（$\bar{x} \pm s$）

组别	剂量（mg/kg）	n	SOD（U/mgprot）	MDA（nmol/mgprot）	GSH-PX（U/mgprot）
溶媒组	—	10	50.12±5.03▲▲	9.11±2.44▲▲	56.94±9.18
模型组	—	10	30.58±2.41	16.88±3.77	62.18±14.17
水飞蓟宾组	44	10	45.95±3.17▲▲	7.13±2.65▲▲	66.86±11.61
低剂量组	100	8	34.72±2.43	13.60±2.66▲	69.38±13.39
中剂量组	200	10	35.50±4.72▲	12.54±3.13▲▲	79.28±10.53▲
高剂量组	400	10	39.40±7.87▲▲	10.96±2.16▲▲	81.35±14.17▲▲

注：与模型组比较，▲$P<0.05$，▲▲$P<0.01$。

表1-4-4　拳卷地钱胶囊对肝组织CAT和GSH水平的影响（$\bar{x} \pm s$）

组别	剂量（mg/kg）	n	CAT（U/mgprot）	GSH（μmol/gprot）
溶媒组	—	10	66.31±12.68▲▲	87.45±19.89▲▲
模型组	—	10	35.97±5.10	38.91±13.12
水飞蓟宾组	44	10	58.12±6.37▲▲	73.85±14.79▲▲
低剂量组	100	8	40.78±3.21▲	52.99±11.73▲
中剂量组	200	10	41.99±5.38▲	57.42±9.88▲
高剂量组	400	10	53.12±13.10▲	69.48±10.69▲▲

注：与模型组比较，▲$P<0.05$，▲▲$P<0.01$。

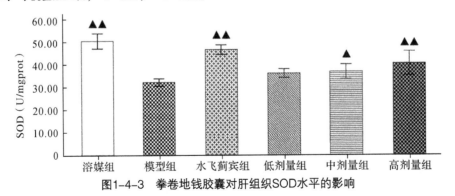

图1-4-3　拳卷地钱胶囊对肝组织SOD水平的影响

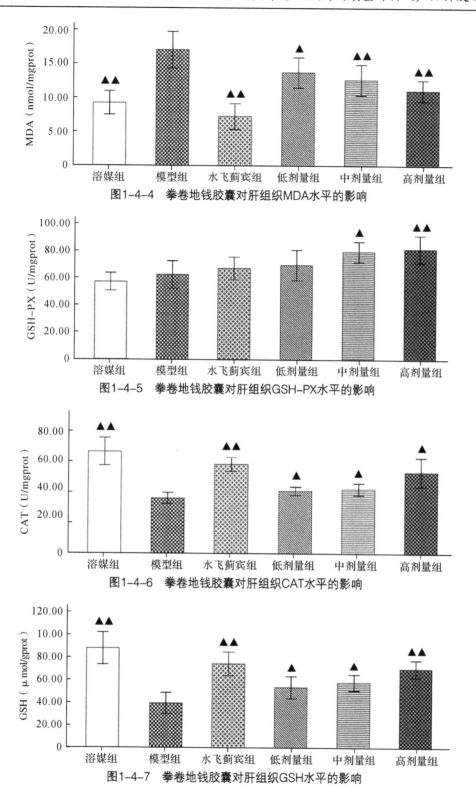

图1-4-4 拳卷地钱胶囊对肝组织MDA水平的影响

图1-4-5 拳卷地钱胶囊对肝组织GSH-PX水平的影响

图1-4-6 拳卷地钱胶囊对肝组织CAT水平的影响

图1-4-7 拳卷地钱胶囊对肝组织GSH水平的影响

2.4 血清炎症因子指标

与溶媒组比较，模型组大鼠血清 TNF-α 和 IL-6 水平显著升高（$P<0.01$）。与模型组比较，水飞蓟宾组大鼠血清 TNF-α 和 IL-6 水平显著降低（$P<0.01$）；拳卷地钱胶囊各剂量组大鼠血清 TNF-α 和 IL-6 水平显著降低（$P<0.05$ 或 $P<0.01$）。结果详见表1-4-5、图1-4-8、图1-4-9。

表1-4-5　拳卷地钱胶囊对血清TNF-α和IL-6水平的影响（$\bar{x}\pm s$）

组别	剂量（mg/kg）	n	TNF-α（pg/mL）	IL-6（pg/mL）
溶媒组	—	10	106.56±26.03▲▲	25.43±3.91▲▲
模型组	—	10	191.10±53.34	38.55±4.81
水飞蓟宾组	44	10	113.35±20.10▲▲	28.14±3.70▲▲
低剂量组	100	8	147.11±32.09▲	33.49±3.94▲
中剂量组	200	10	141.97±37.85▲	33.43±4.22▲
高剂量组	400	10	135.74±36.45▲▲	29.34±2.19▲▲

注：与模型组比较，▲$P<0.05$，▲▲$P<0.01$。

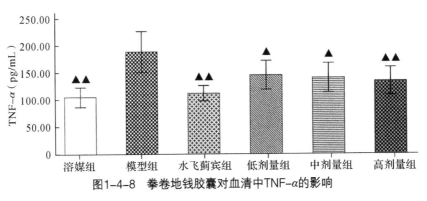

图1-4-8　拳卷地钱胶囊对血清中TNF-α的影响

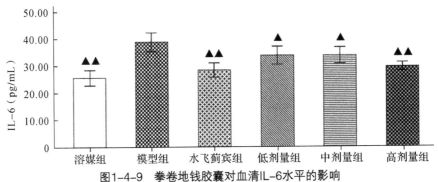

图1-4-9　拳卷地钱胶囊对血清IL-6水平的影响

2.5　对肝组织病理变化的影响

在实验中，可观察到溶媒组大鼠肝脏的细胞表面光滑红润，有较好的弹性，没有明显的病变特征。模型组大鼠的肝脏细胞表面出现较多较大的暗灰色白斑，疏松质脆。与模型组相比，水飞蓟宾组和拳卷地钱胶囊各剂量组的大鼠肝脏细胞表面皆有不同程度的改观。其中，拳卷地钱胶囊高剂量组［400 mg/(kg·d)］改善最为明显，比较接近溶媒组。

溶媒组大鼠肝小叶结构完整，肝细胞索排列整齐，细胞核大而清晰，胞质丰富，汇管区和中央静脉周围无细胞坏死，无炎症细胞浸润等病理变化。模型组肝细胞索排列紊乱，汇管区和中央静脉周围细胞大量坏死，炎症细胞浸润明显。与模型组比较，水飞蓟宾组和拳卷地钱胶囊各剂量组肝细胞病理变化状况明显改善，肝小叶结构基本完整，肝细胞坏死和炎性浸润较轻，其中，拳卷地钱胶囊中剂量组［200 mg/(kg·d)］改善最为明显。结果见图1-4-10。

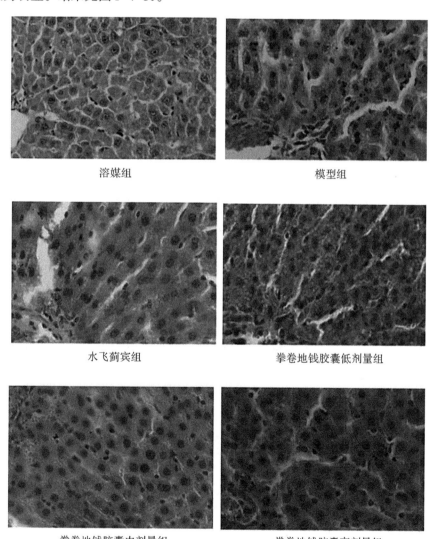

溶媒组　　　　　　　　　　　模型组

水飞蓟宾组　　　　　　　　拳卷地钱胶囊低剂量组

拳卷地钱胶囊中剂量组　　　　拳卷地钱胶囊高剂量组

图1-4-10　拳卷地钱胶囊对肝组织病理变化的影响（HE，×400）

3 小结与讨论

CCl_4 经肝脏代谢后形成自由基，攻击细胞膜，使细胞膜通透性增加，造成肝损伤；同时，肝细胞内的 AST 和 ALT 溢出，从而导致血清中 AST 和 ALT 水平升高，其活性可作为评价肝损伤程度的指标。经 CCl_4 处理后，与溶媒组比较，模型组血清 ALT 和 AST 水平显著升高，病理切片也显示肝组织受损严重，表明大鼠急性肝损伤模型建立成功。与模型组比较，拳卷地钱胶囊组血清 ALT 和 AST 水平降低，病理切片也表明肝组织受损较轻。综合表明，拳卷地钱胶囊对急性肝损伤大鼠具有保护作用。

CCl_4 使肝细胞受损后，最终会产生大量脂质过氧化产物 MDA，而 MDA 和自由基均能攻击细胞膜，造成肝细胞坏死，使肝损伤程度进一步加重。SOD 和 GSH-PX 能够清除体内的自由基和过氧化物，抑制脂质过氧化反应，减少肝细胞膜被攻击受损，从而起到保护肝细胞的作用。本实验结果表明，与模型组比较，拳卷地钱胶囊组大鼠血清中 SOD 活性升高，MDA 含量减少，GSH-PX 活性升高，提示拳卷地钱胶囊可能通过抑制脂质过氧化反应而发挥保护肝脏的作用。

TNF-α 是具有促炎和免疫调节双重功能的细胞因子，肝脏是 TNF-α 的重要靶器官。IL-6 作为炎症反应的主要调节介质，在炎症反应中起到关键的作用。TNF-α 能够诱导 IL-6 等炎症因子的产生，形成炎症的级联放大效应，最终加重肝损伤。本实验结果表明，与模型组比较，拳卷地钱胶囊组大鼠肝组织中 TNF-α 和 IL-6 水平下降，提示拳卷地钱胶囊可能通过抑制炎症而发挥保护肝脏的作用。

本节研究结果表明，拳卷地钱胶囊对 CCl_4 致急性肝损伤有较好的保护作用，其作用机制可能与抑制脂质过氧化反应、抗炎作用有关，能有效减轻肝组织损伤程度，拮抗 CCl_4 致大鼠急性肝损伤。

第五节　结论

我国治疗肝损伤的护肝方法和药物丰富多样，但西药治疗肝炎的副作用较大、易反复，毒副作用小的中药及其制剂产品愈发受到广大医药工作者的关注，药物开发前景广阔。拳卷地钱所含的化学成分复杂多样，其总黄酮有良好的保肝护肝作用。本研究开发的拳卷地钱胶囊剂，可为拳卷地钱的新药研发、申报和临床应用打下研究基础。

广西不同产地的拳卷地钱由于生长环境不同等因素，导致总黄酮含量有所差异。为了进一步评价广西产拳卷地钱的质量，本研究运用紫外－可见分光光度法测定广西25个产地拳卷地钱的总黄酮含量，实验研究中所采集的拳卷地钱药材的采集地有南宁市、桂林市、贺州市、梧州市、贵港市、柳州市、来宾市、河池市、百色市，桂东、桂南、桂西、桂北及桂中地区均有采集，采集样品的产地具备代表性，采集的样品经行内专家鉴定为地钱科地钱属拳卷地钱，样品来源真实可靠。运用高效液相色谱法测定芹菜素含量，初步筛选拳卷地钱药材优质产地。含量测定结果表明，贺州昭平产的拳卷地钱总黄酮和芹菜素的含量均为最高，分别为26.3007 mg/g和0.7572 mg/g；钦州浦北产的拳卷地钱总黄酮和芹菜素的含量均为最低，分别为4.6822 mg/g和0.0344 mg/g。广西产拳卷地钱药材优质产地为贺州昭平。该方法操作简单，精密度高，重现性好，稳定性高，易于操作。

以贺州昭平产拳卷地钱为对象，以休止角、吸湿率、成型率、临界相对湿度等为指标进行拳卷地钱胶囊成型工艺考察。本研究参考王跃峰等报道拳卷地钱总黄酮抗急性肝损伤及预实验结果，明确拳卷地钱的药效物质基础为其总黄酮。参考课题组前期研究，总黄酮得率为1.79%。按日服最大生药剂量48 g计算，对于拳卷地钱提取物来说，日服剂量自然相应变小，使其制成胶囊剂成为可能。

本胶囊为单味药制剂，由拳卷地钱制成，其醇提取物总黄酮经纯化后，减压蒸馏得到稠膏，加少量纯水冷冻干燥至表面呈蜂窝状，低温保存。实际试验中发现拳卷地钱醇提浸膏无法粉碎成粉末，制成稠膏后需与辅料混合。预实验表明拳卷地钱浸膏混合辅料制成的粉末平均休止角在45°左右，吸湿性较强，流动性较差。因此需要筛选能减少物料吸湿率和改善物料流动性的辅料。实验结果表明，可溶性淀粉有利于改善药粉的流动性，乳糖有利于降低药粉的吸湿性，因此选用可溶性淀粉、乳糖两种常用辅料。

本研究以吸湿率和休止角综合评分为指标，对药膏和辅料不同比例优化。药粉的吸湿性大，其胶囊壳内易于吸潮，因此，吸湿率可作为辅料筛选的主要指标，权重系数为0.8；药粉休止角小于40°，满足工业大生产要求，可作为次要指标，权重系数为0.2。最终选择最佳处方配比，即主药：乳糖：可溶性淀粉 =1：1：1。

由于最佳处方配比的吸湿率和休止角欠佳，因此用乙醇做润湿剂制粒装胶囊，结果表明70%或75%乙醇溶液制得的胶囊效果较好，结合收得率和成型率综合评分，得出70%乙醇制粒最好。药粉经70%乙醇制粒后其吸湿率和流动性均有所改善，制粒效果明显，能满足药物大生产要求。

非水溶性药物在相对湿度较低的环境下容易吸湿，而当相对吸湿增大到一定值时吸湿率急剧增加，将吸湿率开始急剧增加时的相对湿度称为临界相对湿度，因此可以根据它确定生产环境湿度。实验结果表明，本品的临界相对湿度为65.01%，当湿度小于65.01%时，药粉的吸湿性不强；当湿度大于65.01%时，药粉吸湿性明显增强。因此，本品对生产环境相对湿度实际控制在65.01%以下。

参照《中国药典 2015年版 四部》方法，进行性状、水分、装量差异、崩解时限等一般检查项目的测定，采用TLC定性、UV测定总黄酮含量，并建立拳卷地钱胶囊质量标准草案。结果表明，囊壳均匀光滑，无破裂，内容物呈棕褐色，气清香，味微苦，无肉眼可见杂质；TLC在与对照品芹菜素相同位置上显示相同斑点，分离效果好；含水量为7.9%~8.1%，装量差异小于±10%，崩解时限小于20 min，总黄酮的含量不低于9.91 mg/g。拳卷地钱胶囊剂质量标准（草案）的初步研究为拳卷地钱胶囊质量标准的建立提供了参考。

本研究选用经典的CCl_4诱导的急性肝损伤动物模型，测定大鼠血清中ALT、AST的活性，采用酶联免疫吸附法（ELIAS）测定肝组织中肿瘤坏死因子$-\alpha$（$TNF-\alpha$）和白细胞介素-6（IL-6）的含量，以肝组织匀浆中SOD、MDA、CAT、GSH和GSH-PX含量为评估指标，进行拳卷地钱胶囊抗急性肝损伤的保肝作用研究。结果表明，血清中ALT、AST活性是反映肝损伤的重要敏感指标。本实验发现腹腔注射CCl_4 24 h后模型组ALT、AST活性明显升高，GMCC（拳卷地钱胶囊）各剂量组血清ALT、AST、$TNF-\alpha$和IL-6水平显著降低（$P<0.05$或$P<0.01$）；肝组织SOD、CAT、GSH水平显著升高（$P<0.05$或$P<0.01$），MDA水平显著降低（$P<0.05$或$P<0.01$）。模型组肝组织HE染色显示表明CCl_4造模出现了肝损伤，符合实验要求；GMCC组的肝组织病理性损伤明显减轻，表明它对CCl_4所致大鼠急性肝损伤具有保护作用。拳卷地钱胶囊对CCl_4诱导急性肝损伤大鼠具有保护作用，其机制可能与抗脂质过氧化、减少炎症细胞因子产生有关。

本研究结合测定拳卷地钱药材总黄酮和芹菜素的含量所建立的药材质量评价方法，可为广西产拳卷地钱药材质量评价提供科学依据，提出了广西产拳卷地钱药材优质产地为贺州昭平，拟定贺州昭平产拳卷地钱为后续产品开发研究的样品；通过进一步产品开发研究，确定了其胶囊的最佳成型工艺，建立了初步的质量标准草案，并进行了拳卷地钱胶囊抗急性肝损伤的保肝作用研究，药效研究表明其有护肝作用。本研究方法合理、稳定可行，为广西产拳卷地钱药材质量评价及产品开发提供了实验基础。

参考文献

［1］国家中医药管理局《中华本草》编委会.中华本草［M］.上海：上海科技出版社，1998.

［2］朱华，梁东艳，笪舫芳，等.拳卷地钱总黄酮提取物抗乙型肝炎病毒体外实验研究［J］.大众科技，2013，15（4）：110-111，99.

［3］朱华.拳卷地钱中黄酮类化合物的分离纯化、结构表征及生物活性研究［D］.长沙：中南大学，2004.

［4］朱华，邹登峰，肖建波，等.拳卷地钱总黄酮的提取与纯化［J］.食品科学，2005，26（10）：156-159.

［5］王跃峰，张可锋，周雨晴，等.拳卷地钱总黄酮对四氯化碳致急性肝损伤大鼠的保护作用及其作用机制［J］.时珍国医国药，2017，28（2）：277-279.

［6］王跃峰，杜沛霖，谢凤凤，等.广西产拳卷地钱资源调查研究［J］.大众科技，2017，19（9）：12-13，26.

［7］谢凤凤，李鹏，黎理，等.广西产拳卷地钱DNA的SCoT-PCR引物筛选及反应体系优化［J］.中国药房，2018，29（10）：1309-1312.

［8］周雨晴，杜沛霖，王跃峰，等.拳卷地钱基因组DNA提取及ISSR-PCR扩增体系优化［J］.时珍国医国药，2014，25（6）：1498-1500.

［9］李平凤，李鹏，戴忠华，等.广西产拳卷地钱水分灰分浸出物限量测定和薄层色谱研究［J］.辽宁中医药大学学报，2019，21（2）：37-43.

［10］唐国胜.中药硬胶囊剂的制备［J］.时珍国药研究，1998（3）：3-5.

［11］李真真，王杰，易红，等.益心舒胶囊防潮性能改进研究［J］.中国中医药信息杂志，2017，24（9）：68-72.

［12］Rolando N，Wade J，Davalos M，et al. The systemic inflammatory response syndrome in Acute Liver Failure［J］.Hepatology，2000，32（4）：734-739.

［13］Arrak J K，Jwad B M，Mohammed A K.Toxicopathological and biochemical effects of Carbon Tetrachloride CCl_4 with residual accumulation in Liver of mice［J］. Kufa Journal for Veterinary Medical Sciences，2013，4（1）：57-68.

［14］隋菱，郑静彬，蔡国弟，等.姜黄素对四氯化碳诱导大鼠急性肝损害的保护作用［J］.中国现代应用药学，2017，34（11）：1517-1521.

［15］Bala A，Haldar P K，Kr B，et al. Carbon tetrachloride：a hepatotoxin causes oxidative stress in murine peritoneal macrophage and peripheral blood lymphocyte cells［J］.Immunopharmacology and Immunotoxicology，2012，34（1）：157-162.

［16］Babbitt S E，Sutherland M C，Francisco B S，et al. Mitochondrial cytochrome c biogenesis：no longer an enigma［J］. Trends in Biochemical Sciences，2015，40

（8）：446-455.

［17］卞艺斐.马齿苋对实验性肠炎大鼠的保护作用及其机制研究［D］.北京：中国农业大学，2018.

［18］梁熙若.逍遥散对雷公藤致肾毒性大鼠模型保护作用的实验研究［D］.太原：山西中医药大学，2017.

综　述

拳卷地钱研究进展综述

本文结合近年来国内外拳卷地钱研究进展情况做如下综述。

1　本草考证

古代本草典籍中对药用苔藓植物的记载，最早可追溯到南北朝时期陶弘景所著的《名医别录》，书中记载"垣衣"又名昔邪、乌韭、垣嬴，生于古垣墙阴或屋上，一般农历三月初三采收。古籍中苔藓类植物的记载普遍存在同名异物现象，古人常以主治功效归类，如"垣衣""石衣"等经考证皆为积雪草或苔藓，"土马鬃"现已查明其基原为大金发藓，而非地钱。

清代徐珂著《清稗类钞》记载，"地钱，苔类，产阴湿地，无根、茎、叶之别，仅绿色之扁平体黏着于地。雌雄异株，雌株作破伞形，雄株为盘状体，皆有柄。扁平体上，处处皆有凹陷形，中生绿色小芽，为繁殖之用。形略如钱，故有苔钱之称。"所描述的地钱与现在所说的地钱最为相近，同时据实地采样情况和经验看来也是如此。

地钱 *Marchantia polymorpha* L. 为地钱科（*Marchantineae*）地钱属（*Marchantia*）植物，又名地浮萍、一团云、地梭罗、龙眼草、巴骨龙等。地钱是苔藓植物中最常见的中草药之一，生于阴湿土坡、墙隅、水边的湿土或岩石上，为世界广布种。地钱的叶状体具有清热利湿、解毒敛疮的功效，主治湿热黄疸、疮痈肿毒、毒蛇咬伤、水火烫伤、骨折、刀伤等。洪流等利用地钱加冰片治疗带状疱疹，与常规针灸疗法对比取得满意的疗效。

地钱属植物有70多种，多产于热带地区，中国有十几种。我国地钱属植物除有地钱（*Marchantia polymorpha* L.）分布外，还有拳卷地钱（*Marchantia convolute* Gao et Chang）、风兜地钱（*Marchantia diptera* Mont.）、楔瓣地钱（*Marchantia emarginata* Reinw.）、粗裂地钱（*Marchantia paleacea* Bert.）、瘤鳞地钱粗鳞亚种（*Marchantia papillata* Raddi subsp. *grossibarba*）、香港地钱（*Marchantia paleacea* Bertol）等。

本课题组在前期的全国第四次中药资源普查中，对广西区内地钱、拳卷地钱、粗裂地钱3种地钱属植物进行了调查，发现拳卷地钱分布广泛、资源较为丰富，所以本研究主要针对广西产地钱属拳卷地钱进行较全面深入的研究。

2　地钱属植物生药学研究

韩留福等对粗裂地钱叶状体的横切面研究表明，其多为半月形，表皮细胞较大；气孔筒形，由3~6列细胞构成，气室内有许多由2~4个类长圆形细胞组成的直立营养丝；同化组织占叶状体厚度的1/5~1/3。

朱华等对广西地钱原植物进行实地调查，标本采集，依据现代植物分类方法（叶状体、雌配子体）及药材的石油醚、氯仿、乙醇和水提取液的紫外线谱图、最大吸收峰数目和峰面积值差异的基础上建立的紫外谱线组法进行分类鉴定，结果表明广西境内的地钱属植物主要为地钱、拳卷地钱、粗裂地钱等3种，其中以拳卷地钱为主。拳卷地钱有清热利湿、解毒敛疮的功效，主治湿热黄疸、疮痈肿毒、肝炎等；民间常用于治疗急性肝炎。

利用先进的仪器设备对原植物鉴定俨然成为一种趋势。朱华等用蛋白水解酶清除地钱叶状体表面的黏液和杂质后，再利用扫描电镜观察广西产地钱、拳卷地钱和粗裂地钱的亚显微结构，结果表明：①地钱细胞的网格比较明显，略呈条纹状；表皮细胞密布波状纹理；气孔数较少，类固定式椭圆形，组成气孔的细胞不向气孔腔集中；②拳卷地钱细胞的网格不明显，略呈明显的条纹状；表皮细胞无明显的纹路，颗粒状附属物多见；气孔数较多，类固定式，气孔内部常见有5个细胞向气孔腔中部集中的结构；③粗裂地钱细胞的网格不明显；表皮细胞略呈纹理结构，网格间距较大，有较多的附属物；气孔类固定式，气孔内部常见4个细胞。

朱华等利用RAPD技术（随机扩增多态性DNA标记技术）建立广西产地钱、拳卷地钱和粗裂地钱的分子鉴别方法，该方法采用改良的十六烷基三甲基溴化铵（CTAB）法分别提取地钱、拳卷地钱、粗裂地钱的总DNA，各用22条引物对供试材料DNA进行随机扩增，共扩增出145条谱带，多态性条带128条；3种地钱遗传距离为0.3713~0.4107，Nei's遗传一致度为0.5893~0.6287，结果表明RAPD技术可有效地对广西产地钱、拳卷地钱、粗裂地钱进行分子鉴定。

邹登峰等对地钱、拳卷地钱和粗裂地钱3种药材的石油醚、氯仿、乙醇和水提取液的紫外谱线进行比较，发现3种药材紫外谱线图、最大吸收峰数目及峰面积值具有明显差异。利用该特征可以对3种地钱进行鉴别。

谢凤凤等采用改进的CTAB法结合凝胶电泳法与紫外–可见分光光度法对广西产拳卷地钱进行提取，考察样品DNA的纯度和浓度，得到最佳SCoT–PCR反应体系为30.00 μg/mL DNA、2.00 mmol/L Mg^{2+}、0.20 mmol/L dNTP、0.40 μmol/L引物、0.50 U/mL Taq DNA聚合酶（总反应体积20 μL）。筛选得到合适的样品DNA的SCoT–PCR引物及优化的反应体系，可为广西产拳卷地钱的品种鉴定、遗传多样性评价及亲缘关系分析提供技术基础。

周雨晴等采用改进的CTAB法提取拳卷地钱基因组DNA，以Taq酶、Mg^{2+}、dNTP和引物四因素三水平的正交设计对拳卷地钱ISSR–PCR反应体系进行优化，确定其最佳的反应体系（20 μL）为：Taq酶0.5 U、Mg^{2+} 2.0 mmol/L、dNTP 250 μmol/L、模板DNA 50 ng、引物0.6 μmol/L。该实验建立并优化了拳卷地钱总DNA提取方法及ISSR–PCR反应体系，为今后利用ISSR–PCR技术对拳卷地钱进行遗传分析、品种鉴定、资源保护等研究提供一定的理论基础。

3 地钱属植物化学成分研究

3.1 地钱的化学成分

地钱属植物配子体的细胞中含有油体，能够产生萜类、脂肪酸酯以及芳香类化合物等亲脂性的化学物质。

　　Asakawa 等从德国产地钱的甲醇提取物中分离出对映 -9- 氧代 -α- 花侧柏烯、对映 -9- 氧代 -α- 香附酮、对映 -7-β- 罗汉柏醇、对映 - 罗汉柏烯酮、（-）- 环丙烯花侧柏醇、β- 雪松烯、β- 花柏烯、(-)- 花侧柏烯、β- 榄香烯、δ- 榄香烯、(-)-δ- 花侧柏醇、左旋金尊苔烯、罗汉柏烯、δ- 二氢花侧柏烯、韦得醇、β- 叉叶苔醇、罗汉柏烯酮等萜类化合物。对南非地区和德国产的地钱的挥发油成分进行研究和比较，从中分离出了相同的化合物左旋 - 花侧柏烯、左旋 - 羟基花侧柏烯。Asakawa 还从印度产地钱的甲醇提取液中分离出地钱素 A、C、D、E，以及异地钱素 C、异片叶苔素 C、片叶苔素 C、光尊苔种素 E、2- 羟基 -3,7- 二甲氧菲；从德国产地钱的甲醇提取液中分离出地钱素 A、B、C、D、E、F、G、J、K、L，以及对羟基苯甲醛、间羟基苯甲醛、木犀草素、半月苔酸和半月苔素；从南非产地钱中分离出地钱素 C、H，片叶苔素 C。

　　曹慧等从地钱 CO_2 超临界流体萃取的挥发油成分物中共分离鉴定出 22,23 二羟基 - 豆甾醇（31.26%）、棕榈酸（20.35%）、豆甾醇（4.55%）、硬脂酸（5.75%）；从石油醚萃取的挥发油成分物中共分离鉴定出十六酸乙酯（36.97%）、油酸乙酯（10.47%）、e-11- 十六碳烯酸乙酯（9.77%）和亚油酸乙酯（4.63%）。从中可以看出，CO_2 超临界流体萃取的产物与相应的石油醚萃取的产物明显不同。

　　方磊等对地钱的脂溶性成分进行分离得到 9 个化合物和 7 个何伯烷型三萜：22- 羟基何伯烷、17（21）- 何伯烷、6α,22- 二羟基何伯烷、20α,22- 二羟基何伯烷、21,22- 二羟基何伯烷、6α,11α,22- 三羟基何伯烷、22,28- 二羟基何伯烷、β- 谷甾醇、胡萝卜苷。

　　Markham 等从地钱的丙酮提取液中分离鉴定得到 10 个黄酮类化合物，主要成分是芹菜素和木犀草素的葡萄糖醛酸苷和双糖苷，含有微量的芹菜素和木犀草素；芹菜素成为学者在研究地钱黄酮类物质、含量测定的主要研究对象。Mastsuo 等从地钱的精子器托中分离出金鱼草素 -6-O- 葡萄糖醛酸苷。

　　此外，地钱中还含有多种胡萝卜类化合物，主要有 α- 胡萝卜素、β- 胡萝卜素、β- 胡萝卜素环氧化合物、β- 隐黄素、玉蜀黄质、叶黄素等。Reymodls 等从地钱的精核中分离出鱼精蛋白。Makoto 等从地钱的脂肪酸研究中发现，25 ℃下生长的地钱细胞中亚麻酸占总脂肪酸的 18%，花生烯酸占 11%。此外地钱还含有甘茶酚、泛醌 -8、泛醌 -10、3- 甲氧基苯甲酸乙酯、4- 甲氧基苄腈、3- 甲氧基苯甲醛、4- 甲氧基苄二磷酸乙酯、吲哚乙酸、柠檬酸、苹果酸、琥珀酸、桂皮酸、葡萄糖、淀粉、蔗糖等。

3.2　拳卷地钱化学成分

　　拳卷地钱全草含挥发油、萜类化合物（以倍半萜为主）、有机酸、黄酮类化合物等。肖建波等采用 CO_2 超临界流体萃取技术提取拳卷地钱中挥发油成分，共分离鉴定出：十六烷、十七烷、十七醇、十八烷酸、三十六烷、二十三烷、氯代十八烷、(Z,Z) 9,12- 十八碳二烯酸甲酯、(Z) 9- 十八碳烯酸甲酯、植醇、甲酯、十八碳二烯酸、2- 甲基 -Z,Z-3,13- 十八碳二烯醇、环十四烷酮、棕榈酸甲酯、棕榈酸、酞酸二丁酯、苯并噻唑、雪松醇。曹慧等采用水蒸气蒸馏法提取拳卷地钱中挥发油成分，分离鉴定出去三甲藤烷、古巴烯、β- 榄香烯、反 - 石竹烯、（+）- 香橙烯、香橙烯氧化物、（-）- 匙叶桉油烯醇、3,7,11- 三甲基 -1,6,10- 十二烷三烯 -3- 醇、喇叭茶醇、耳草窟烷醇。

曹慧等从拳卷地钱石油醚部位分离鉴定出植醇、1h-环丙烯并［E］奠-7-醇、石竹烯、石竹烯氧化物、1,5,9,13-十四烷四烯、6-十四炔、7-十六炔、十四酸、(Z)-11-十六烯酸、正十六烯酸、(E)-11-十六烯酸甲酯、十六烯酸甲酯、9-十六碳烯酸乙酯、十六碳烯酸甲酯、(Z,Z)-9,12-hetadecadienoic acid、4,11-eudesmaehene、3-eicosyne、naphthalene,1,2,3,5,6,7,8,8a-ol、9,12,15-hetadecadienoic acid、6,10,14-三甲基-13-烯-2-十五烷酮、2-氯乙基亚油酸酯、(E)-9-octadecanote acid、1,3-diisopropenylcyclohexene、1,4-dimethyl-8-isopropylidene、(Z,Z,Z)-9,12,15-octadecatrien-1-ol；从拳卷地钱乙酸乙酯部位分离鉴定出苯并噻唑、雪松醇、植醇、1-十七烷醇、(Z,Z)-2-甲基-3,13-十八烷二烯醇、十六烷、十七烷、三十六烷、环十四烷、二十三烷、氯代十八烷、硬脂酸、正十六烷酸、(Z,Z)-9,12-十八碳二烯酸、十六酸甲酯、酞酸二丁酯、(Z,Z)-9,12-十八烷二烯酸甲酯、硬脂酸甲酯、(Z)-9-十八碳烯酸盐。

朱华等在拳卷地钱的黄酮类化合物提取工艺、含量测定等方面做了大量的研究，结果表明其黄酮类化合物主要为芹菜素-7-O-β-D-葡萄糖醛酸苷、芹菜素、槲皮素等；此外还从拳卷地钱脂溶性部分分离出 β-谷甾醇、豆甾醇。

3.3 地钱属其他植物的化学成分

地钱属植物的化学成分研究主要集中在地钱及拳卷地钱，地钱属其他植物的研究相对滞后。夏萍芳等利用生物活性试验和 ¹H NMR 追踪，从香港地钱的乙醇提取物中分离具有抗革兰氏阳性菌（Bacillus subtilis）活性的3个芳香化合物：2-羟基-3,7-二甲氧基菲、地钱素 C、异片叶苔素 C。

周计生等从粗裂地钱95% 乙醇提取物的石油醚萃取部分中分离鉴定出：R-谷甾醇，17（21）-何伯烯、21,22-二羟基何伯烷、地钱素 A。朱雪娟等从粗裂地钱中分离出 4',5,6-三羟基 -3',7-二甲氧基黄酮、5,7,4'-三甲氧基黄酮、5,7,4'-三羟基黄酮。周计生等建立了粗裂地钱中槲皮素、芹菜素、4',5,6-三羟基 -3',7-二甲氧基黄酮、5,7,4'-三甲氧基黄酮等4种黄酮类化合物的固相萃取高效液相色谱分析方法。

4 地钱属植物的药理作用研究

研究表明地钱中的地钱素 A、B、D、E，异片叶苔素 C，片叶苔素 C 等酚类化合物对5-脂氧化酶、环氧化酶的活性有明显的抑制作用，这种抗氧化活性归因于其邻苯二酚结构，此类化合物具有很强的清除自由基的活性。Panossian A 发现地钱素 B 能抑制过氧化反应，并能抑制精囊微粒体内前列腺素 E2 的生物合成，还能减少白三烯（LTB4）和5-羟基甘碳四烯酸（5-HETE）含量，表明地钱素 B 的抗炎活性与其抑制白三烯和前列腺素的生物合成有关。地钱中的甘茶酚可抗变态，口服能明显抑制大鼠 PCA 反应和原发性接触性皮炎，还有抗菌作用。

近年来，对地钱属植物的药理作用研究主要是集中在抗癌作用方面。许爱辉等利用 MTT 法研究地钱素 M 对人白血病细胞株（K562）、人肝癌细胞株（HepG2）、人乳腺癌细胞株（MCF-7）、人前列腺癌细胞株（LNCaP、DU145及 PC-3）、人正常视网膜色素上皮细胞株（hTERT-RPE 1）的增殖影响；采用溴脱氧尿嘧啶核苷（BrdU）掺入法检测地钱素 M 对 PC–3 细胞增殖的作用，流式细胞术检测细胞周期、凋亡的变化情况，Western blotting 检测细胞周期相关蛋白的表达；4',6–二脒基–2–苯基吲哚（DAPI）染色法检测细胞核的变化。结果表明，地钱素 M 可抑制 K562、HepG2、MCF–7、LNCaP、DU145、PC–3 等细胞的增殖，其对 PC–3 细胞增殖的抑制作用最为显著，但对 hTERT–RPE 1细胞的抑制作用较弱。地钱素 M 能够降低 BrdU 在 PC–3 细胞中的掺入，将 PC–3 细胞阻滞在 G0 至 G1 期，且出现明显的 subG1 峰，并伴随周期相关蛋白的变化，使细胞核发生凋亡的特征性变化。

魏玉平等用 MTT 法观察地钱素 C 羟基衍生物对子宫颈癌 HeLa 细胞的毒性作用，筛选其中细胞毒作用最强的地钱素 C 衍生物。结果表明，在地钱素 C 衍生物中的 F41 对 HeLa 细胞毒性最强，可诱导 HeLa 细胞凋亡，抑制 HeLa 细胞分裂，其抗肿瘤活性可能强于地钱素 C。形态学和 DNA 梯带检测显示，经 F41 处理后 HeLa 细胞皱缩变小，有空泡和凋亡小体出现，胞核浓缩变小，DNA 电泳呈梯状条带；G2/M 期细胞明显增长；HeLa 细胞内磷酸化细胞周期蛋白依赖性蛋白激酶1水平降低，细胞周期蛋白 B1 和 P53 蛋白表达增多。

曹慧等通过体外抗肝癌细胞试验表明，拳卷地钱乙酸乙酯提取部位有明显抑制肝癌细胞的作用，并有剂量依赖关系，当质量浓度达 40 mg/L 时，对肝癌细胞有明显抑制作用。朱华等通过体外实验研究表明拳卷地钱总黄酮提取物对 HBV–DNA 转染细胞系 2.2.15 细胞的 HBeAg、HBsAg 分泌抑制率分别为 51.56%、39.69%，并可以有效阻止 HBV–DNA 的表达和复制；表明拳卷地钱总黄酮提取物有一定的体外抗乙肝病毒作用。王跃峰等发现拳卷地钱总黄酮［200 mg/（kg·d）］对四氯化碳（CCl_4）致急性肝损伤大鼠具有保护作用，其作用机制可能与抑制脂质过氧化、抗炎作用有关。

5 地钱的繁殖研究

5.1 地钱的颈卵器发育和卵发育研究

曹建国等利用电子显微镜对地钱颈卵器发育和卵发育过程进行了显微观察和细胞化学研究。结果表明，颈卵器起始于乳突状的原始细胞，经横分裂产生顶细胞和基细胞，顶细胞经 3 次纵斜向分裂和 1 次横分裂产生初生细胞，初生细胞是颈卵器内的第一个细胞，再经横分裂产生中央细胞和颈沟母细胞；前者产生 1 个腹沟细胞和 1 个卵细胞，后者最终产生 4 个颈沟细胞。成熟的颈卵器表现为颈部伸长和腹部膨大，细胞质内含有丰富的囊泡和颗粒物，卵细胞周围充满多糖类黏性物质；腹沟细胞自产生后就逐渐退化，颈沟细胞的退化迟于腹沟细胞，其数量通常为 4 个。

卵发育过程可分为幼卵、中期卵和成熟卵 3 个阶段。幼卵阶段，卵细胞、腹沟细胞及颈沟细胞间有发达的胞间连丝，但卵与腹沟细胞间的胞间连丝很快退化，幼卵细胞内具大量透明的囊泡；卵发育中期，突出特征是卵细胞质内产生嗜饿性的脂滴，同时腹沟细胞退化，其细胞质内产生大型囊泡，囊泡内分泌物与卵细胞外的物质类似；卵成熟时，腹沟细胞和颈沟细胞完全退化，卵细胞周围充满大量黏性多糖类物质，卵细胞核表面不规则，产生明显的核外突，核外围绕众多小泡，脂滴聚集成簇。卵发育过程中，质体不含淀粉粒，线粒体退化，高尔基体相对发达，其他细胞器不明显。

5.2 地钱的无性繁殖研究

地钱繁殖方式多种多样，既有有性生殖又有无性营养繁殖。营养繁殖可通过胞芽繁殖，又能通过植物体断裂直接繁殖。早在20世纪80年代，徐产兴就对地钱雌配子体愈伤组织培养、地钱悬浮培养物培养、地钱原生质体培养、地钱叶绿体DNA基因组结构及其复制机制做了研究。

从外植体脱分化诱发愈伤组织虽极为困难，但由愈伤组织再分化产生叶状体却较为简单。李文安在地钱的无性繁殖研究中，以无菌地钱为材料，将部分脱分化的愈伤组织移到加入含有丙酮酸、延胡索酸与柠檬酸的培养基中，同时加入碳源，获得完全脱分化的愈伤组织，愈伤组织的生长也得到了改善，将愈伤组织放入补加6-BA 2mg/L 与 IAA 0.2 mg/L 的培养基中，可全部分化成叶状体；移入不含任何植物激素的MS培养基中，亦有一半以上的愈伤组织分化形成叶状体。低等植物的外植体脱分化极为困难，但再分化远比高等植物容易，两者恰成鲜明的对比。

高永超等采用MS（对照）、MS+IBA、MS+NAA、MS+IAA、MS+2.4-D、MS+GA3、MS+6-BA、MS+KT等8种不同培养基培养地钱，培养基中的生长调节物质含量均为2 mg/L，pH为5.8，培养条件：①无光照的培养箱中，温度为25 ℃；②光暗交替的培养箱中，光照度为2000 lx，光照14 h（25 ℃）/ 黑暗10 h（20 ℃）。结果表明，在相同剂量下的NAA和IBA对愈伤组织诱导效果明显，而GA3、6-BA则抑制愈伤组织的形成；在有光条件下愈伤组织的生长速度明显高于无光条件。

季梅等通过对壳聚糖 - 地钱细胞诱导体系的研究发现，随细胞生长下降，叶绿素含量降低，细胞外pH趋向碱性化，活性氧含量急剧增加和膜脂过氧化增强，次生代谢PAL活性和多酚含量均显著增加。这表明壳聚糖通过降低地钱细胞还原能力，增强其氧化能力，从而有利于酚类次生代谢的生物合成。

尹德明等对比MSK-2和MS培养基对地钱配子体进行愈伤组织诱导作用，结果表明，MSK-2的诱导效果较好；光照（3000~8000 lx）能有效地促进地钱愈伤组织生长；激素配比组合是0.5 mg/L 2,4-D + 2 mg/L 6-BA，适合于地钱细胞生长以及次生代谢生产。

6 中药胶囊剂概述

中医药文化在我国优秀传统文化中占据重要位置，为中华民族繁衍不息、繁荣昌盛贡献巨大。随着社会的发展，中药剂型逐渐多样化，特别是现代技术应用到中药的研究以及西药剂型的引入，中药新剂型的开发引起了更多的关注，中药胶囊剂也随之诞生，推动了中药事业的发展。

中药胶囊剂型大致可分为普通胶囊、肠溶胶囊、缓控释胶囊和充液胶囊，相对于其他剂型，胶囊剂具备多重优点，如生物利用度高、可掩盖不良气味等特点，在临床上、市场上具备独特优势。20世纪70年代前我国软胶囊制剂生产技术、设备比较落后，产品质量差。80年代引进国外先进技术和设备后，技术水平得到了提高，产品质量也逐步提高，这是我国中药软胶囊制剂发展的一个转折点。随着第一个中药软胶囊品种藿香正气软胶囊的诞生，其他中药软胶囊也相继开发，以胶囊剂为中药新剂型得到越来越多的关注。

目前，中药胶囊剂以多味药配伍制成居多，以单味药制成胶囊剂较少。但从资源保护、调剂角度等方面看，以单味药制成胶囊具有独特优势，这也是中药胶囊剂开发的一个方向。中药胶囊剂的内容物处方选择主要有：①油性和低熔点药物；②生物利用度差的疏水性药物；③具有不良气味和苦味的药物；④有微量活性药物；⑤遇光、湿、热不稳定，易氧化的药物。中药胶囊剂的成型工艺主要考察药用辅料的筛选、休止角的测定、堆密度的测定、湿吸率的测定、临界相对湿度的测定、服用胶囊规格及剂量的确定、装量差异的检查、崩解时限测定等。

中药传统剂型比如汤剂、冲剂等携带保存不方便，严重影响中药的产业化发展，因此开发中药的新剂型是必要的。中药大多具苦味，有的还存在不良气味、性质不稳定等缺点，胶囊剂可以克服这些不足，并且可以发挥保护药效的作用，中药胶囊剂型是合理、可行的剂型选择。地钱具有明显治疗肝炎的作用，具有开发为临床制剂的价值，根据地钱的特点将其开发为胶囊剂型具有可行性。

7　小结与讨论

地钱的药用历史悠久，始载于《名医别录》，《本草纲目》中谓之"石衣"。我国地钱属植物资源丰富，但由于其植株微小，常被忽视，对其各方面的研究还较少。地钱中含有多种大环双联苄类化合物地钱素 A 至 L，其药理研究表明地钱素在抗癌方面有一定的研究价值。因此，有必要对地钱属植物的化学成分、药理作用等进行深入研究。

参考文献

［1］陶弘景.名医别录［M］.尚志钧，辑校.北京：人民卫生出版社，1986.

［2］徐珂.清稗类钞：第十二册［M］.北京：中华书局，1986.

［3］国家中医药管理局《中华本草》编委会.中华本草：下册［M］.上海：上海科技出版社，1998.

［4］洪流，程小璞.民族药地钱外敷治疗带状疱疹疗效的对比观察［J］.内蒙古中医药，2009，8（17）：47-48.

［5］中国科学院青藏高原综合科学考察队.西藏苔藓植物志［M］.北京：科学出版社，1985.

［6］韩留福，王秀云，代娜.4种苔类植物叶状体的比较解剖学研究［J］.河北师范大学学报（自然科学版），2004，28（3）：293-295.

［7］朱华.广西地钱属药用植物资源调查和形态构造研究［C］//中华中医药学会，第7届全国中药标本馆专业学术讨论会（第三届全国《中药鉴定学》研讨会）论文集.成都：成都中医药大学，2002：161-165.

［8］朱华，周春山，白燕远.地钱原植物分类检索及紫外光谱的分析研究［J］.中医药

学刊，2003，21（10）：1646，1670.

［9］Zou D F，Zhu H，Xiao J B，et al. Distinguishes of Marchantia polymorpha，Marchantia convolute and Marchantia paleacea by UASLG［J］. Natural Product Research and Development，2005，17（4）：463-464.

［10］朱华，杜沛霖，周雨晴，等.广西产3种地钱叶状体的扫描电镜观察［J］.广西中医药，2013，36（5）：77-78.

［11］朱华，杜沛霖，周雨晴，等.广西产三种地钱RAPD分子鉴定初步研究［J］.大众科技，2013，15（6）：165-166.

［12］谢凤凤，李鹏，黎理，等.广西产拳卷地钱DNA的SCoT-PCR引物筛选及反应体系优化［J］.中国药房，2018，29（10）：1309-1312.

［13］周雨晴，杜沛霖，王跃峰，等.拳卷地钱基因组DNA提取及ISSR-PCR扩增体系优化［J］.时珍国医国药，2014，25（6）：1498-1500.

［14］牛冲，娄红祥.地钱属植物化学成分［J］.国外医药（植物药分册），2004，19（3）：99-102.

［15］Asakawa Y，Tori M，Takikawa K，et al. Cyclic bis（bibenzyls）and related compound from the liverwort Marchantia Polymorpha and Marchantia palmata［J］. Phytochemistry，1987，26（6）：1811-1816.

［16］Asakawa Y，Tori M，Masuya T，et al. Ent-sesquiterphenoids and cyclic bis（bibenzyls）from the German Liverwort Marchantia Polymorpha［J］. Phytochemistry，1990，29（5）：1577-1584.

［17］Asakawa Y，Okada K，Perold G W. Distribution of cyclic bis（bibenzyls）in the South African Liverwort Marchantla Polymorpha［J］. Phytochemistry，1988，27（1）：161-163.

［18］Cao H，Xiao J B，Xu M. Comparison of volatile components of Marchantia convoluta obtained by supercritical carbon dioxide extraction and petrol ether exraction［J］. Journal of Food Composition and Analysis，2007，20（1）：45-51.

［19］方磊，牛冲，娄红祥.地钱化学成分研究［J］.中国药学杂志，2008，43（1）：18-20.

［20］Markham K R，Porter L J. Flavonoids of the Liverwort *Marchantia Polymorpha*［J］. Phytochemistry，1974，13（9）：1937-1942.

［21］刘光田.固相萃取-反相高效液相色谱法测定地钱中的芹菜素［J］.化学与生物工程，2004，21（6）：51-53.

［22］朱华，肖建波，钟世安，等.地钱中总黄酮含量的测定［J］.光谱实验室，2004，21（2）：373-376.

［23］朱华，肖建波，钟世安，等.地钱总黄酮提取的研究［J］.林产化学与工业，2004，24（2）：69-72.

［24］肖建波，朱华，钟世安，等.反相高效液相色谱法用于地钱中黄酮类化合物的分离与测定［J］.分析试验室，2005，24（4）：17-19.

［25］Mastsuo A，Nakayama M. Enantiomeric type sesquiterphenoids of the liverwort Marchantia polymorpha［J］.Phytochemistry，1985，24（4）：777-781.

［26］K.P. Adam，Hans Beckert. Phenanthrenes and other phenolics from in vitro cultures of Marchantia polymorpha［J］.Phytochemistry，1993，35（1）：139-143.

［27］Saruwatari M，Takio S，Ono K. Low temperature-induced accumulation of eicosapentaenoic acids in Marchantia polymorpha cells［J］.Phytochemistry，1999，52（3）：367-372.

［28］江苏省植物研究所.新华本草纲要：第三册［M］.上海：上海科学技术出版社，1990.

［29］肖建波，周春山，曹慧.拳卷地钱挥发油的CO_2超临界流体萃取及GC-MS分析［J］.中药新药与临床药理，2005，16（3）：191-194.

［30］曹慧，蒋新宇，肖建波.拳卷地钱挥发油成分分析［J］.广西植物，2005，25（6）：596-597.

［31］曹慧，肖建波，周春山，等.拳卷地钱不同提取部位的气相色谱-质谱分析比较和部分生物活性研究［J］.质谱学报，2005，26（1）：1-5.

［32］朱华，邹登峰，肖建波，等.拳卷地钱总黄酮的提取与纯化［J］.食品科学，2005，26（10）：156-159.

［33］朱华，肖建波，邹登峰，等.硅胶柱色谱/RP-HPLC/LC-ESI-MS分离纯化鉴定拳卷地钱中芹菜素-7-O-β-D-葡萄糖醛酸苷［J］.天然产物研究与开发，2005，17（1）：38-41.

［34］曹慧，肖建波，周春山，等.拳卷地钱中黄酮类化合物的含量测定［J］.中南药学，2005，3（1）：7-9.

［35］朱华，邹登峰，黄海滨，等.拳卷地钱中芹菜素的测定［J］.化工技术与开发，2005，34（2）：30-32.

［36］Xiao J B，Cao H，Xiang H Y，et al. Determination of the content of Flavonoids in Marchantia convolute L.［J］.Natural Product Research and Development，2005，17（2）：186-189.

［37］童星，陈晓青，蒋新宇，等.微波法和法多索法提取拳卷地钱中总黄酮的研究［J］.中成药，2008，30（4）：625-627.

［38］朱华，周春山，黄海滨，等.拳卷地钱脂溶性部分化学成分研究［J］.广西植物，2003，23（6）：571-572.

［39］夏萍芳，李仲辉，So May-Link，等.香港地钱抗菌化学成分研究［J］.天然产物研究与开发，2001，13（5）：15-17.

［40］周计生，陈晓青，蒋新宇，等.粗裂地钱化学成分研究［J］.分析试验室，2010，29（S1）：293-295.

［41］Zhu X J，Chen X Q，Jiang X Y. Isolation and Purification of Three Flavonoids from Marcha tiazmc［J］. Natural product research and development，2009，21：330-332.

［42］周计生，陈晓青，蒋新宇.固相萃取-反相高效液相色谱法分析粗裂地钱中的黄酮

类化合物［J］.天然产物研究与开发，2012，24（2）：191-194.

［43］Schwarter C.地钱素及相关化合物对5-脂氧化酶和环氧化酶作用与抗氧化剂特征-构效关系的研究［J］.Phytomedicine，1995，2（2）：113-117.

［44］Panossian A.地钱中分离的地钱素B抑制5-脂氧化酶生物合成和花生四烯酸的释放［J］.Phytomedicine，1995，2（4）：309-311.

［45］陈惠芳.植物活性成分辞典：第一册［M］.北京：中国医药科技出版社，2001.

［46］许爱辉，潘喆，蒋汉明，等.地钱素M抗前列腺肿瘤活性的初步探讨［J］.山东大学学报（医学版），2010，48（5）：18-22.

［47］魏玉平，郭元芳，孙高英，等.地钱素C衍生物F41对子宫颈癌HeLa细胞凋亡的影响［J］.中国药理学与毒理学杂志，2013，27（3）：346-351.

［48］朱华，梁东艳，笪舫芳.拳卷地钱总黄酮提取物抗乙型肝炎病毒体外实验研究［J］.大众科技，2013，15（4）：110-111.

［49］王跃峰，张可锋，周雨晴，等.拳卷地钱总黄酮对四氯化碳致急性肝损伤大鼠的保护作用及其作用机制［J］.时珍国医国药，2017，28（2）：277-279.

［50］曹建国，王戈，王全喜.地钱颈卵器发育和卵发生的显微观察及细胞化学研究［J］.植物科学学报，2011，29（5）：607-612.

［51］曹建国，王戈，戴锡玲，等.地钱卵发育超微结构和细胞化学的研究［J］.植物科学学报，2012，30（5）：476-483.

［52］王景成.地钱的实验室繁育法［J］.生物学教学，1987（2）：17-18.

［53］徐产兴.地钱（Marchantia polymorpha L.）培养物及其叶绿体DNA的研究［J］.细胞生物学杂志，1986，8（3）：100-103.

［54］李文安.地钱在离体条件下的无性繁殖及脱分化与再分化的研究［J］.植物学报，1990，32（11）：852-857.

［55］高永超，王加宁，邱维忠，等.不同光照和植物生长物质对地钱愈伤组织诱导及分化的影响［J］.山东科学，2007，20（4）：37-39.

［56］季梅，尹德明，娄红祥.壳聚糖对地钱细胞生长和酚类次生代谢的影响［J］.山东大学学报（医学版），2007，45（10）：1025-1029.

［57］尹德明，温学森，娄红祥.地钱愈伤组织的诱导及其细胞培养条件的建立［J］.山东大学学报（医学版），2008，46（4）：433-437.

［58］宋金玉.现代中药制剂的进展［J］.西藏科技，2003（11）：32-39.

［59］张亚中，张彤，陶建生.中药软胶囊的研究进展［J］.中成药，2006，28（6）：871-874.

［60］谢肆聪，唐方.藿香正气软胶囊对肠屏障功能保护作用的机理研究［J］.中国中药杂志，2004，29（5）：456-458.

［61］安祯麟，胡玉灵.中药单味胶囊剂的制备与探讨［J］.内蒙古中医药，2007，26（6）：39-40.

［62］白冰.中药软胶囊研究概述［J］.黑龙江医药，2010，23（2）：262-263.

［63］顾龙龙，陈彤，李鸥来，等.胶囊剂的成型工艺研究进展［J］.农家参谋，2017（18）：275-276.

第二章　广西产拳卷地钱HPLC指纹图谱的建立及谱效关系研究

【摘要】目的：采用高效液相色谱法（HPLC）建立广西产拳卷地钱（*Marchantia convoluta* Gao et Chang）药材 HPLC 指纹图谱，并与不同产地、不同品种地钱药材的指纹图谱进行对比分析，通过相似性分析、聚类分析、主成分分析对其质量进行鉴别、分类和评价。对其总黄酮的谱效关系进行研究，为广西产拳卷地钱药材质量控制和药效研究提供参考与依据。

方法：① HPLC 指纹图谱的建立：以广西产拳卷地钱及其他不同产地和品种的地钱药材为研究对象，以乙腈–0.1% 磷酸为流动相，流速 1 mL/min，波长 270 nm，柱温 30 ℃，建立广西产拳卷地钱及其他共 30 个地钱类药材指纹图谱，通过化学分析模式对其进行对比分析。

②拳卷地钱总黄酮的提取纯化和含量测定：以萃取硅胶柱层析法纯化其总黄酮提取物，采用 1% 三乙胺 – 甲醇显色法，以芹菜素为对照品，于波长 275nm 下采用紫外 – 可见分光光度法测定 11 个广西产不同产地拳卷地钱总黄酮的含量。

③拳卷地钱总黄酮提取物 HPLC 指纹图谱的建立：以色谱柱 InertSustain C18 柱（4.6 mm×250 mm，5 μm），乙腈（A）–0.1% 磷酸（B）为流动相，进样量 10 μL，柱温 30 ℃，流速 1.0 mL/min，波长 270 nm，采用 HPLC 指纹图谱技术，构建拳卷地钱总黄酮的指纹图谱，并通过相似性分析和聚类分析，获取相应的共有峰峰面积的数据信息。

④抗急性肝损伤药效研究：以 CCl_4 致急性肝损伤大鼠为模型，把 140 只雄性大鼠随机分为 14 组：溶媒组、模型组、联苯双酯滴丸对照组（3 mg/kg）及广西 11 个不同产地拳卷地钱总黄酮组（200 mg/kg），每组 10 只。溶媒组和模型组按蒸馏水 1 mL/100 g 灌胃，联苯双酯滴丸组以成药 3 mg/kg 灌胃，不同批次拳卷地钱总黄酮提取物灌胃。给药 10 天后检测 AST、ALT 指标，考察拳卷地钱总黄酮抗急性肝损伤的活性，获取广西 11 个不同产地拳卷地钱总黄酮抗急性肝损伤的药效实验结果。

⑤拳卷地钱总黄酮抗急性肝损伤谱效关系的研究：将各指纹图谱共有峰数据标准化，采用灰色关联分析法，将各色谱峰的峰信息与药效指标关联，分别筛选对抗急性肝损伤作用密切相关的色谱峰；运用 SPSS 21.0 分析软件，采用线性回归分析法，利用 A1~A8 批药材的指纹峰信息和药效学数据建立谱效关系模型，利用 A9~A11 批样本数据验证模型的准确性和可靠性。

结果：①建立的广西产拳卷地钱及其他地钱类药材指纹图谱共有模式稳定可靠，指认出 7 号峰为芹菜素，30 批广西产地钱类药材供试品的相似度大于0.8，成分较稳定。聚类分析和主成分分析结果均将药材分为四大类，其分析结果具有一致性。聚类分析结果表明，广西产地钱类药材中的 A2、A4、A6、A7、A8、A10、A11、B2、B3、B6、B7、B8、B9、B10、B11、C1、C3、C5、C6、C8 产地相对于其他三类产地的相似性更高。主成分分析提取了 4 个主要成分，特征值 λ_1 的贡献率为 58.993%，λ_2 的贡献率为 21.957%，λ_3 的贡献率为 8.654%，λ_4 的贡献率为 5.010%，前 4 个特征值的累积贡献率达 94.614%，原始样本的信息几乎保留，其中第一主成分具有最大的特征值。

②广西 11 批次不同产地的拳卷地钱药材可能受到气候、地理环境及采收时间的影响，出膏率具有很大的差异，其中出膏率最高的是 A5（河池市环江县）和 A9（贵港市平南县）产地，出膏率最低的是 A6（南宁市马山县）产地。采用紫外 – 可见光分光光度法测定各个批次的拳卷地钱总黄酮含量均在 67% 以上。

③完成广西产地钱药材指纹图谱构建，所建立的指纹图谱方法稳定性良好，重现性高，共标定 11 个共有峰，直观展现了拳卷地钱总黄酮内部多成分化学峰信息。将样品分为三大类，第一类 A4；第二类 A6、A7、A11；第三类 A1、A2、A3、A5、A8、A9、A10，且相似性比其他两类高，这与相似性分析结果相一致。在整个指纹图谱中，由 $1^{\#}$、$3^{\#}$、$4^{\#}$、$8^{\#}$、$9^{\#}$、$11^{\#}$ 构成指纹的主要特征对样品质量起着重要的作用，其他批次构成指纹的次要特征，对指纹的贡献较小，因此不同批次的拳卷地钱总黄酮的含量存在一定的差异。

④广西 11 批不同产地拳卷地钱样品均具有抗急性肝损伤药效作用，所有给药组 AST、ALT 的值均有不同程度的降低，与模型组相比有显著性差异（$P<0.05$ 或 $P<0.01$），故 AST、ALT 可作为筛选药效相关峰以及建立数学模型的药效学依据。但不同产地样品药效作用有所差异，可能与药材总黄酮含量差异有关。

⑤广西 11 批不同产地拳卷地钱样品 HPLC 各色谱峰的峰信息与抗急性肝损伤药理作用各色谱峰与药效的相关的相关系数均大于 0.7，指纹图谱所建立的特征峰与拳卷地钱总黄酮抗急性肝损伤药效均呈正相关，表明芹菜素等是拳卷地钱总黄酮抗急性肝损伤活性的基础，与其药效有较大的关联。建立拳卷地钱总黄酮抗急性肝损伤谱效关系方程。该方程合理有效，对抗急性肝损伤药效的预测良好，其预测结果相对误差的绝对值均小于 10%，对拳卷地钱的质量分析具有重要的理论意义和实践意义。

结论： 建立广西产拳卷地钱及其他地钱类药材指纹图谱并进行对比，阐述其谱效关系。对广西产地钱药材生药学的系统研究进行了补充，提供了其"成分 — 峰 — 效"的评价体系，立体衡量其药材质量，为其质量标准水平的提升提供了实验依据，为广西产拳卷地钱的开发和利用奠定了基础。

【关键词】广西产拳卷地钱；HPLC 指纹图谱；地钱；谱效关系

引　言

苔藓植物门（Bryophyta）作为植物界的一个重要门类，占世界植物总数的5%。它是潜在的天然活性产物资源宝库，具有巨大的开发利用价值。地钱是苔藓植物中最常见的中草药之一，分布于世界各地。地钱，喜生于阴湿之地，广泛分布于全国各地。地钱药用始载于《名医别录》，《本草纲目》谓之"石衣"，味淡，性凉，归肝经，具有清热利湿、解毒敛疮之功效，主治湿热黄疸、疮痈肿毒、毒蛇咬伤、水火烫伤、骨折、刀伤等。经调查广西境内有地钱、粗裂地钱、拳卷地钱3种以上地钱属植物药材，其中以拳卷地钱为主，为广西民间常用中草药。民间常用其外治烫伤骨折、体癣、溃疡不愈合，内治黄疸型肝炎，均取得良好效果，同时也积累了丰富的经验，取得较好成效。

到目前为止，在不同种类的地钱中发现乏醌（乏醌-8、乏醌-10）、香豆素、有机酸（苹果酸、吲哚酸、乙酸、柠檬酸、玻璃酸、水杨酸）、糖（蔗糖、葡萄糖、淀粉）、酯类（3-甲氧苯甲酸乙酯、4-甲氧苯甲基二磷酸乙酯）和其他化合物，许多化合物表现出良好的生物活性，具有抗菌、抗炎、镇痛、祛痰、镇咳、抗泌尿系统结石等作用。

随着现代分析技术及其方法的发展，中药指纹图谱的质量控制技术在中药质量控制方面得到了发展。它可以通过中药或中成药内在化学成分的种类和数量来反映中药的质量。高效液相色谱作为中药指纹图谱的主要质量控制技术之一，在中药质量控制中得到了广泛的应用。此外，为了保证人类临床医学的安全，中药的临床疗效也逐渐得到验证，其疗效成分也在进一步探索之中。HPLC指纹图谱与药效的相关性弥补了指纹图谱与药效学的脱节，可作为一种有效的谱效效应关系分析方法。

本文将HPLC指纹图谱与相似度分析、聚类分析和主成分分析（PCA）相结合，为指纹图谱的识别、分类和质量评价提供了一个科学的质量评价标准；同时利用多元线性回归分析（OMLR）探索将灰色关联度分析（GRA）应用于拳卷地钱抗急性肝损伤活性与HPLC指纹图谱的可行性，为中药的质量控制和药效评价提供科学依据，并对谱效学研究提供理论指导。

第一节 广西产拳卷地钱及其他地钱类药材 HPLC指纹图谱研究

高效液相色谱分析技术已成为中药指纹图谱分析的首选方法，尤其适用于传统中药材。本节研究采用 HPLC 指纹图谱技术，建立广西产拳卷地钱药材75%甲醇提取物的指纹图谱，采用相似度分析、聚类分析、主成分分析进行模式识别，对不同产地和品种地钱药材进行比较分析，为中药材质量评价提供理论依据。

1 实验材料

1.1 仪器

1260高效液相色谱仪（G-1311C 四元泵，二极管阵列检测器，1260series 色谱工作站，美国安捷伦科技公司）；KQ-5200超声清洗器（昆山市超声仪器有限公司）；SQP 电子分析天平［赛多利斯科学仪器（北京）有限公司］；电热恒温鼓风干燥箱（上海一恒科学仪器有限公司）；高速万能粉碎机（天津市泰斯特仪器有限公司）；HH-A6数显型恒温水浴锅（金坛市医疗仪器厂）；TGL-16G 型高速台式离心机（上海安亭科学仪器厂）；Millipore Direct-Q 3，5，8纯水/超纯水一体机（德国默克集团）。

1.2 试剂

甲醇、乙腈（美国 Fisher 公司，色谱纯）；甲醇、95% 乙醇、无水乙醇、（国药集团化学试剂有限公司，分析纯）；磷酸（天津市科密欧化学试剂有限公司，色谱纯）；冰乙酸（天津市大茂化学试剂厂，色谱纯）；芹菜素（中国食品药品检定研究院，批号：110753-201415，供含量测定使用）；超纯水。

1.3 药材

本实验所用地钱药材样品共计30批次，均从广西区内采集，经广西中医药大学韦松基教授鉴定为地钱（*Marchantia polymorpha* L.）、粗裂地钱（*Marchantia paleacea* Bert.）、拳卷地钱（*Marchantia convoluta* Gao et Chang）。药材详细采集信息见表2-1-1。

表2-1-1　30批不同产地地钱药材采集信息

编号	样品	来源	采集时间
A1	拳卷地钱	贺州市昭平县	2017.05
A2	拳卷地钱	梧州市苍梧县	2018.03
A3	拳卷地钱	贵港市港北区	2018.05
A4	拳卷地钱	贺州市八步区	2018.04
A5	拳卷地钱	河池市环江县	2017.05
A6	拳卷地钱	南宁市马山县	2017.05

续表

编号	样品	来源	采集时间
A7	拳卷地钱	梧州市蒙山县	2018.04
A8	拳卷地钱	桂林市平乐县	2017.05
A9	拳卷地钱	贵港市平南县	2017.05
A10	拳卷地钱	玉林市容县	2018.04
A11	拳卷地钱	南宁市宾阳县	2017.05
B1	粗裂地钱	南宁市武鸣区	2017.05
B2	粗裂地钱	贵港市覃塘区	2018.04
B3	粗裂地钱	桂林市平乐县	2018.05
B4	粗裂地钱	来宾市金秀县	2018.04
B5	粗裂地钱	崇左市大新县	2018.03
B6	粗裂地钱	贵港市平南县	2017.05
B7	粗裂地钱	玉林市容县	2017.05
B8	粗裂地钱	南宁市兴宁区	2018.04
B9	粗裂地钱	梧州市藤县	2017.05
B10	粗裂地钱	梧州市蒙山县	2018.04
B11	粗裂地钱	南宁市武鸣区	2018.03
C1	地钱	河池市大化县	2017.05
C2	地钱	贺州市平桂区	2017.05
C3	地钱	钦州市浦北县	2018.04
C4	地钱	梧州市岑溪市	2018.05
C5	地钱	南宁市兴宁区	2018.04
C6	地钱	桂林市阳朔县	2018.03
C7	地钱	玉林市容县	2017.05
C8	地钱	贺州市昭平县	2017.05

2 方法与结果

2.1 色谱及检测条件考察

2.1.1 色谱柱的筛选

中药组分复杂多样，其指纹图谱的研究对色谱柱的分离能力和保留能力要求较高，不同品牌和型号的色谱柱的柱效不同，故须对不同厂家或者不同型号的色谱柱进行考察，选择分离效果最佳的色谱柱。实验选用 InertSustain C18（4.6 mm×250 mm，5 μm）、Ultimate XB–C18（4.6 mm×250 mm，5 μm）和 Athena C18（4.6 mm×250 mm，5 μm）3种色谱柱进行比较。结果见图2-1-1至图2-1-3。

试验结果表明，在 InertSustain C18（4.6 mm×250 mm，5 μm）色谱柱分析中，各峰的峰型较好，基线平稳，分离度佳，故选择 InertSustain C18柱。

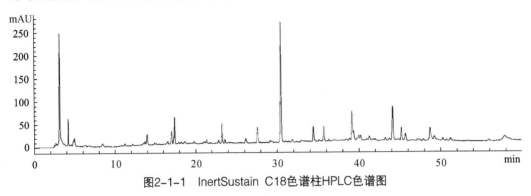

图2-1-1　InertSustain C18色谱柱HPLC色谱图

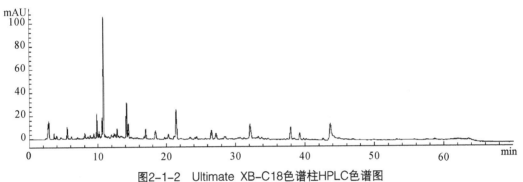

图2-1-2　Ultimate XB–C18色谱柱HPLC色谱图

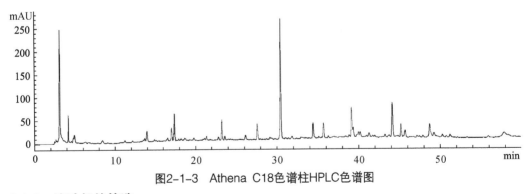

图2-1-3　Athena C18色谱柱HPLC色谱图

2.1.2　流动相的筛选

试验对甲醇–0.1% 磷酸、乙腈–0.1% 磷酸、乙腈–0.2% 冰醋酸等不同洗脱系统的洗脱能力进行考察，其色谱图如2-1-4至图2-1-6。

结果表明，乙腈–0.1% 磷酸的洗脱能力强，所得图谱中峰型较好、峰信息多、峰面积大、分离度佳，有利于指纹图谱的建立和分析，故选择乙腈–0.1% 磷酸作为洗脱流动相。

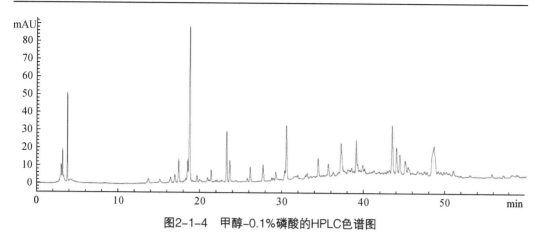

图2-1-4 甲醇-0.1%磷酸的HPLC色谱图

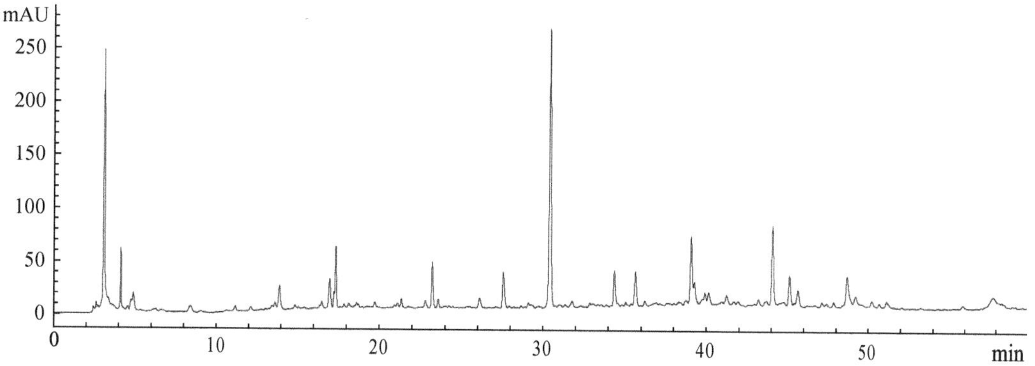

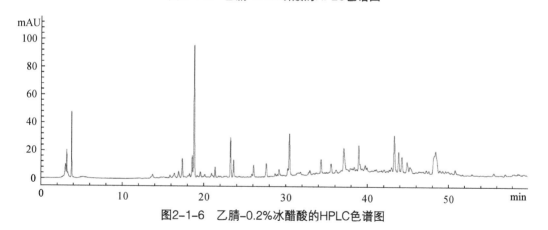

图2-1-5 乙腈-0.1%磷酸的HPLC色谱图

图2-1-6 乙腈-0.2%冰醋酸的HPLC色谱图

2.1.3 检测波长的筛选

在不同检测波长下，得到的特征指纹图谱的分离质量有一定的差异。在最佳检测波长下，其色谱图基线稳定、峰型佳、分离度好，使得建立的指纹图谱稳定性好。因此，分别考察了在210 nm、254 nm、270 nm、335 nm吸收波长下的色谱图。结果见图2-1-7至图2-1-10。

试验结果表明，在270 nm波长下检测所得的图谱基线稳定、分离度好、峰型较佳，故选择检测波长为270 nm。

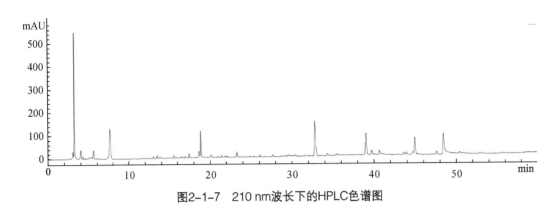

图2-1-7　210 nm波长下的HPLC色谱图

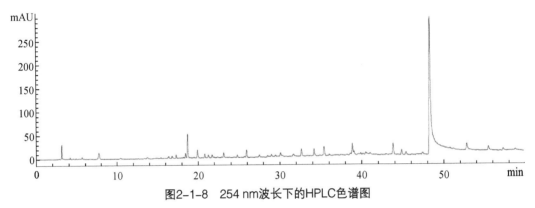

图2-1-8　254 nm波长下的HPLC色谱图

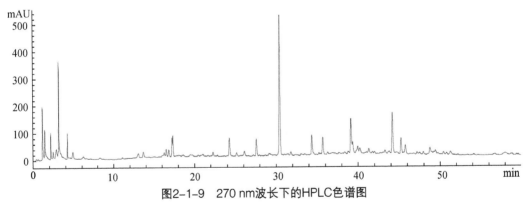

图2-1-9　270 nm波长下的HPLC色谱图

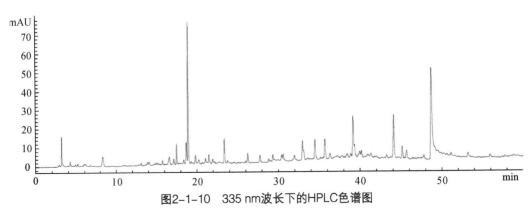

图2-1-10　335 nm波长下的HPLC色谱图

2.1.4　流动相梯度的选择

采用乙腈–0.1%磷酸作为流动相，考察不同比例的流动相的洗脱能力，优选相对简单、分离效果佳、分析时间适宜的洗脱程序。实验考察了3种不同的流动相梯度。结果见表2-1-2至表2-1-4、图2-1-11至图2-1-13。

结果表明，梯度1所得色谱图中各成分分离度较低，基线不稳；梯度2所得色谱图分离度有所改善，但仍有部分成分达不到分离度要求，且无色谱峰在20~40 min时出峰，保留时间欠佳；梯度3所得的色谱图分离度良好，峰型佳，基线稳定，保留时间适中。故选择梯度3进行梯度洗脱。

表2-1-2　梯度1流动相比例

时间（min）	乙腈（%）	磷酸（%）
0	5	95
5	5	95
20	28	72
50	90	10
60	100	0

表2-1-3　梯度2流动相比例

时间（min）	乙腈（%）	磷酸（%）
0	5	95
18	28	72
25	28	72
48	70	30
60	80	20

表2-1-4　梯度3流动相比例

时间（min）	乙腈（%）	磷酸（%）
0	5	95
5	5	95
18	28	72
48	80	20
60	100	0

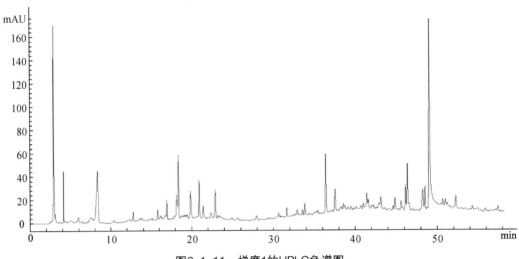

图2-1-11 梯度1的HPLC色谱图

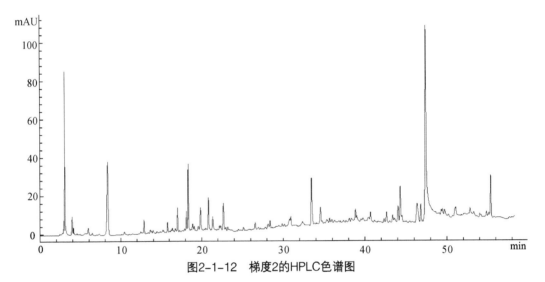

图2-1-12 梯度2的HPLC色谱图

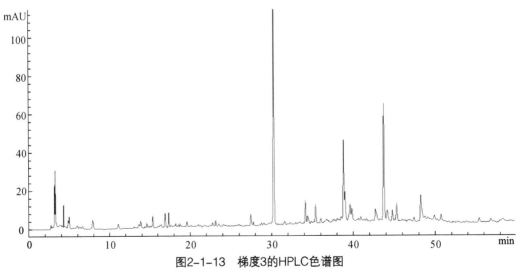

图2-1-13 梯度3的HPLC色谱图

2.1.5　柱温和流速的考察

在指纹图谱的测定中，柱温和流速对分离度和保留时间均有一定程度的影响。实验考察了25 ℃、30 ℃、35 ℃柱温下的分离效果，结果表明在其他色谱条件相同的情况下，柱温30 ℃时所得色谱图分离度和出峰情况最好。结果见图2-1-14至图2-1-16。

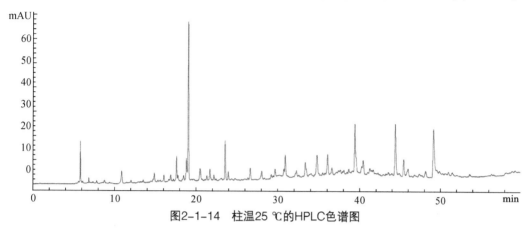

图2-1-14　柱温25 ℃的HPLC色谱图

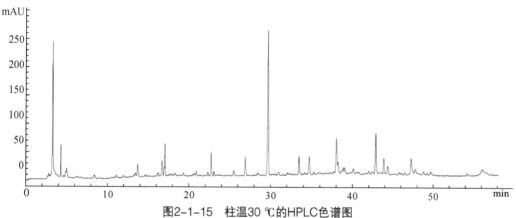

图2-1-15　柱温30 ℃的HPLC色谱图

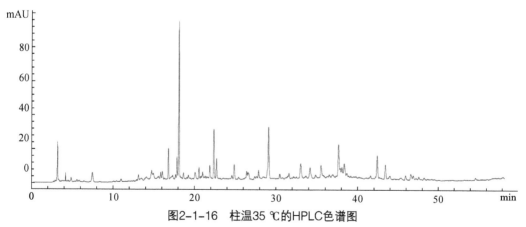

图2-1-16　柱温35 ℃的HPLC色谱图

实验同时考察了在其他色谱条件不变的情况下，0.8 mL/min、1.0 mL/min 和 1.2 mL/min 3个流速的分离效果，结果表明1.0 mL/min 时的色谱图效果最佳。结果见图 2-1-17至图2-1-19。

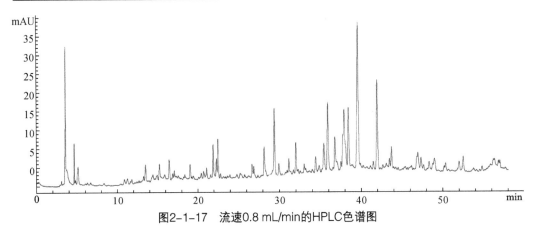

图2-1-17　流速0.8 mL/min的HPLC色谱图

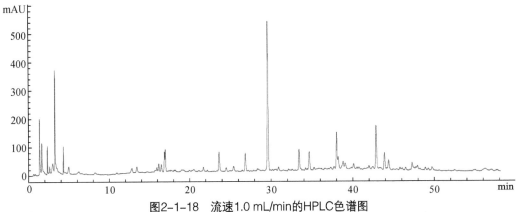

图2-1-18　流速1.0 mL/min的HPLC色谱图

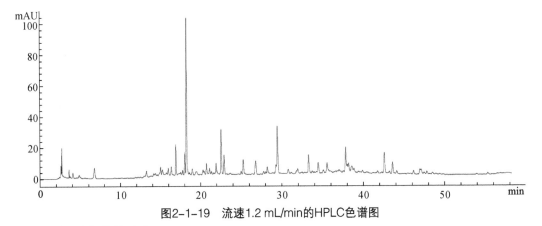

图2-1-19　流速1.2 mL/min的HPLC色谱图

2.1.6　色谱条件的确定

根据以上考察结果，液相的色谱条件确定为 InertSustain C18（250 mm×4.6 mm，5 μm）色谱柱，以乙腈–0.1%磷酸为流动相，流速1.0 mL/min，波长270 nm，柱温30 ℃。洗脱程序见表2-1-5。

表 2-1-5　洗脱程序

时间（min）	乙腈（%）	磷酸（%）
0	5	95
5	5	95
18	28	72
48	80	20
60	100	0

2.2　供试品制备方法的考察

2.2.1　提取溶剂的选择

广西产地钱药材中含有萜类、酚类（黄酮类、联苄类及双联苄类）、乏醌（乏醌-8、乏醌-10）、香豆素类、有机酸等成分，因此本实验考察不同浓度的甲醇、乙醇对药材中总成分的提取率。

精密称定药材（A10）粉末1.0 g共8份，置于锥形瓶中，分别加入25 mL的30%甲醇、60%甲醇、75%甲醇、纯甲醇和30%乙醇、60%乙醇、75%乙醇、无水乙醇溶液，称定重量，超声1 h，冷却至室温，再精密称定重量，用提取溶剂补足减少的重量，摇匀，滤过，取续滤液，在13000 r/min转速下离心10 min即得供试品溶液，用高效液相色谱仪检测。结果见图2-1-20至图2-1-27。结果表明，75%甲醇溶剂提取时的色谱图分离效果最佳。

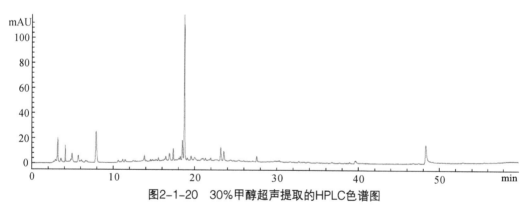

图2-1-20　30%甲醇超声提取的HPLC色谱图

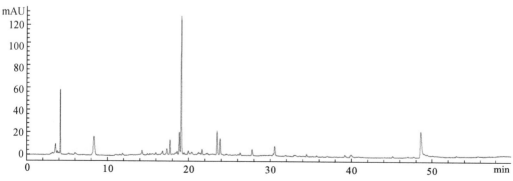

图2-1-21　30%乙醇超声提取的HPLC色谱图

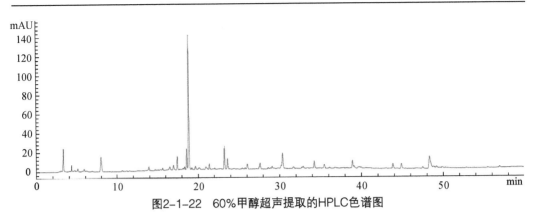

图2-1-22　60%甲醇超声提取的HPLC色谱图

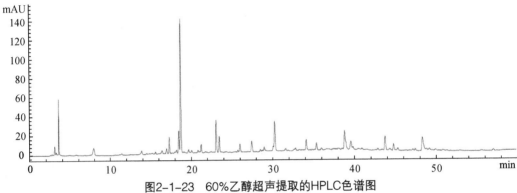

图2-1-23　60%乙醇超声提取的HPLC色谱图

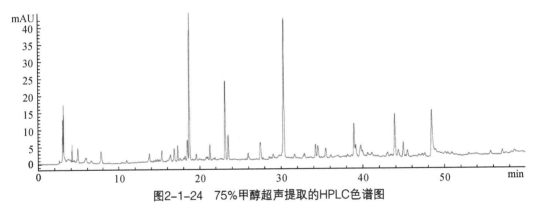

图2-1-24　75%甲醇超声提取的HPLC色谱图

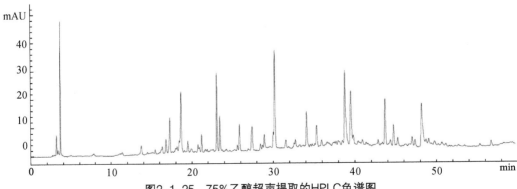

图2-1-25　75%乙醇超声提取的HPLC色谱图

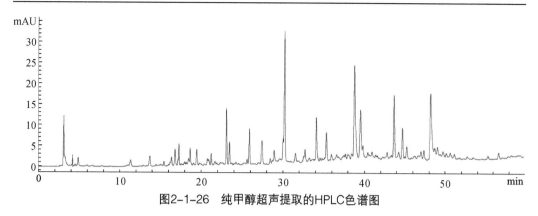

图2-1-26 纯甲醇超声提取的HPLC色谱图

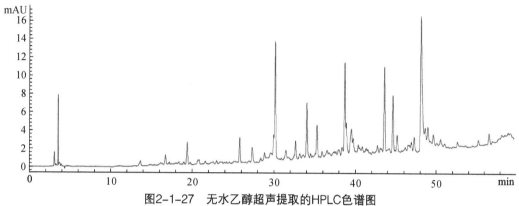

图2-1-27 无水乙醇超声提取的HPLC色谱图

2.2.2 提取方法的考察

精密称定药材（A10）粉末1.0 g共2份，置于锥形瓶中，分别加入75%甲醇 25 mL，称取重量，一份超声1 h，另一份回流1 h，冷却至室温后用75%乙醇溶液补足重量，过滤，取续滤液，于13000 r/min下离心10 min，过滤即得样品溶液。精密称定药材（A10）粉末1.0 g，置于锥形瓶中，加入25 mL的水，冷浸12 h后摇匀过滤，取续滤液，于13000 r/min下离心10 min，过滤即得样品溶液，分别进样检测。结果见图2-1-28至图2-1-30。

结果表明，水冷浸提取法指纹图谱的基线不稳定，75%甲醇超声提取和回流提取所得峰型均较好，但超声提取法所得图谱各成分峰面积较大，峰型较高。为了便于建立更加准确稳定的广西产地钱药材指纹图谱模式，选择超声提取法作为提取方法。

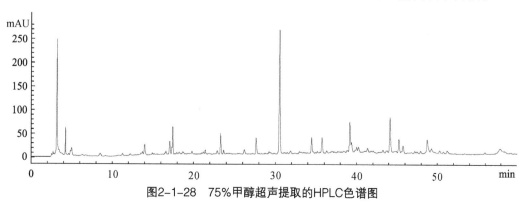

图2-1-28 75%甲醇超声提取的HPLC色谱图

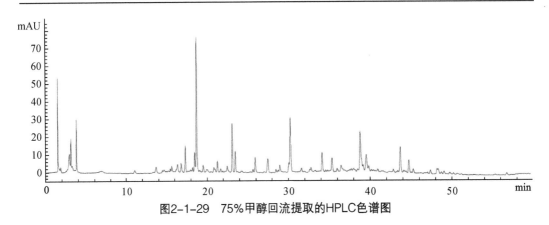

图2-1-29　75%甲醇回流提取的HPLC色谱图

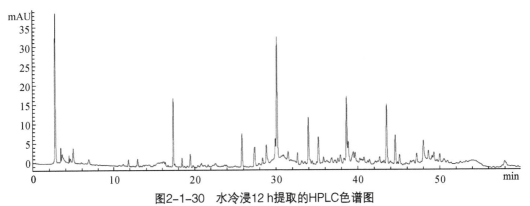

图2-1-30　水冷浸12 h提取的HPLC色谱图

2.2.3　提取时间的选择

精密称定药材（A10）粉末1.0 g共4份，置于锥形瓶中，加入75%甲醇25 mL，称定重量，分别超声30 min、45 min、60 min、90 min，冷却或放置至室温后用75%甲醇补足重量，过滤，取续滤液，于13000 r/min下离心10 min，过滤即得样品溶液，分别进样检测。结果见图2-1-31至图2-1-34。

实验结果表明，60 min超声提取所得的色谱图峰面积和分离度最好，因而选择超声提取时间为60 min。

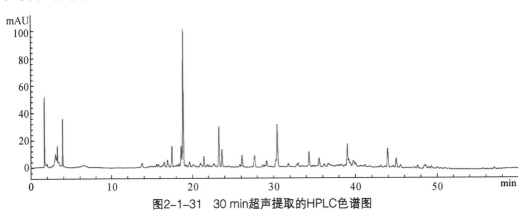

图2-1-31　30 min超声提取的HPLC色谱图

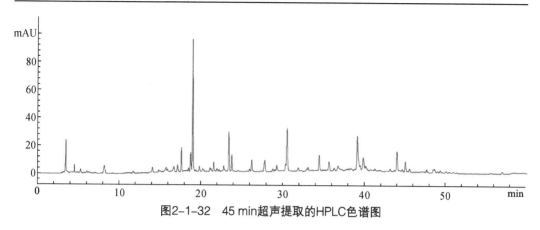

图2-1-32　45 min超声提取的HPLC色谱图

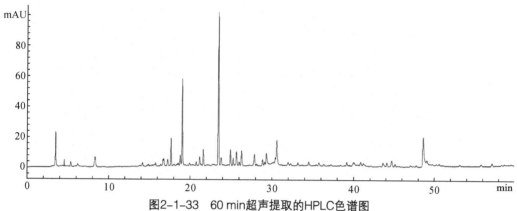

图2-1-33　60 min超声提取的HPLC色谱图

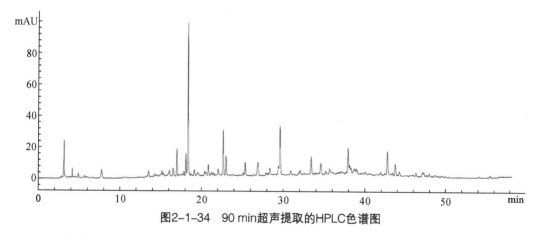

图2-1-34　90 min超声提取的HPLC色谱图

2.2.4　供试品制备方法的确定

精密称定药材（A10）粉末1.0 g，置于锥形瓶中，加入75%甲醇25 mL，称定重量，超声60 min，冷却或放置至室温后用75%甲醇补重，过滤，取续滤液，于13000 r/min下离心10 min，过滤即得样品溶液，备用。

2.3　指纹图谱方法学的考察

2.3.1　供试品溶液的制备

药材粉碎后过24目筛，精密称定药材（A10）粉末1.0 g，置于锥形瓶中，加入75%

甲醇25 mL，称定重量，超声60 min，冷却或放置至室温后用75%乙醇补足重量，过滤，取续滤液，于13000 r/min下离心10 min，过滤即得样品溶液。

2.3.2 精密度的考察

精密称定药材（A10）粉末1.0 g，按照"2.3.1"项的方法制备供试品溶液，按"2.1.6"项的色谱条件连续进样6次，以芹菜素色谱峰（7号峰，见图2-1-40）作为参考峰，计算各共有峰相对保留时间和相对峰面积。结果表明，地钱药材各色谱峰的相对保留时间 RSD ≤ 1.38%，各峰相对峰面积 RSD ≤ 2.66%，表明仪器的精密度良好。结果见表2-1-6、表2-1-7。

表2-1-6　地钱药材精密度实验结果（相对保留时间）

编号	1	2	3	4	5	6	RSD（%）
1	0.104	0.103	0.104	0.104	0.104	0.104	0.38
2	0.138	0.133	0.138	0.138	0.138	0.138	1.38
3	0.543	0.543	0.546	0.542	0.542	0.543	0.25
4	0.618	0.619	0.618	0.618	0.618	0.618	0.08
5	1.280	1.280	1.281	1.280	1.280	1.280	0.04
6	1.127	1.127	1.127	1.127	1.127	1.127	0.02
7	1.000	1.000	1.000	1.000	1.000	1.000	0.00
8	1.285	1.278	1.286	1.286	1.285	1.286	0.25
9	1.466	1.467	1.467	1.466	1.465	1.466	0.06
10	1.592	1.593	1.594	1.593	1.593	1.593	0.03

表2-1-7　地钱药材精密度实验结果（相对峰面积）

编号	1	2	3	4	5	6	RSD（%）
1	0.253	0.254	0.252	0.255	0.252	0.253	0.42
2	0.073	0.074	0.074	0.074	0.073	0.076	1.43
3	0.042	0.041	0.043	0.041	0.041	0.042	2.13
4	0.441	0.441	0.442	0.447	0.043	0.442	0.50
5	0.106	0.099	0.098	0.100	0.100	0.100	2.66
6	0.059	0.059	0.058	0.059	0.059	0.059	0.63
7	1.000	1.000	1.000	1.000	1.000	1.000	0.00
8	0.031	0.032	0.032	0.031	0.030	0.031	0.07
9	0.113	0.114	0.112	0.113	0.114	0.113	0.44
10	0.092	0.094	0.095	0.093	0.093	0.093	1.11

2.3.3 重复性的考察

精密称定药材（A10）粉末1.0 g共6份，按照"2.3.1"项下制备供试品溶液，按"2.1.6"项的色谱条件进样，以芹菜素色谱峰（7号峰，见图2-1-40）作为参考峰，计算各共有峰的相对保留时间和相对峰面积。结果表明，地钱药材各色谱峰的相对保留时间 RSD ≤ 1.38%，各峰的相对峰面积 RSD ≤ 2.68%，表明仪器的重复性良好，结果见表2-1-8、表2-1-9。

表2-1-8 地钱药材重复性实验结果（相对保留时间）

编号	1	2	3	4	5	6	RSD（%）
1	0.253	0.254	0.252	0.255	0.252	0.253	0.42
2	0.073	0.074	0.074	0.074	0.076	0.076	1.24
3	0.042	0.041	0.043	0.041	0.042	0.042	1.38
4	0.441	0.441	0.442	0.447	0.442	0.442	0.50
5	0.106	0.099	0.098	0.100	0.100	0.100	2.66
6	0.059	0.059	0.058	0.059	0.059	0.059	0.63
7	1.000	1.000	1.000	1.000	1.000	1.000	0.00
8	0.031	0.032	0.032	0.031	0.031	0.031	0.07
9	0.113	0.114	0.112	0.113	0.114	0.113	0.44
10	0.092	0.094	0.095	0.094	0.093	0.093	1.11

表2-1-9 地钱药材重复性实验结果（相对峰面积）

编号	1	2	3	4	5	6	RSD（%）
1	0.277	0.274	0.279	0.276	0.281	0.279	0.90
2	0.077	0.076	0.078	0.080	0.079	0.080	1.96
3	0.058	0.054	0.057	0.058	0.057	0.057	2.68
4	0.512	0.509	0.516	0.516	0.512	0.519	0.64
5	0.113	0.112	0.112	0.112	0.113	0.112	0.35
6	0.057	0.056	0.058	0.054	0.058	0.056	2.45
7	1.000	1.000	1.000	1.000	1.000	1.000	0.00
8	0.034	0.035	0.035	0.035	0.033	0.035	2.58
9	0.106	0.103	0.105	0.105	0.106	0.104	1.10
10	0.103	0.103	0.105	0.104	0.106	0.104	0.91

2.3.4 稳定性实验

精密称定药材（A10）粉末1.0 g共6份，按照"2.3.1"项的方法制备供试品溶液，按"2.1.6"项的色谱条件进样，以芹菜素色谱峰（7号峰，见图2-1-40）作为参考峰，计算各共有峰的相对保留时间和相对峰面积。结果表明，地钱药材各色谱峰的相对保留时间 RSD ≤ 0.18%，各峰相对峰面积 RSD ≤ 2.90%，表明该方法稳定性良好。结果见表2-1-10、表2-1-11。

表2-1-10 地钱药材稳定性实验结果（相对保留时间）

编号	0 h	4 h	8 h	16 h	20 h	24 h	RSD（%）
1	0.104	0.104	0.103	0.103	0.103	0.104	0.18
2	0.138	0.138	0.138	0.138	0.138	0.138	0.01
3	0.544	0.542	0.543	0.543	0.543	0.543	0.09

续表

编号	0 h	4 h	8 h	16 h	20 h	24 h	RSD（%）
4	0.619	0.618	0.618	0.618	0.618	0.618	0.09
5	1.280	1.281	1.279	1.280	1.280	1.280	0.05
6	1.127	1.128	1.127	1.127	1.128	1.127	0.05
7	1.000	1.000	1.000	1.000	1.000	1.000	0.00
8	1.285	1.287	1.290	1.285	1.285	1.286	0.17
9	1.441	1.442	1.441	1.441	1.441	1.442	0.04
10	1.593	1.594	1.592	1.593	1.59	1.593	0.04

表2-1-11　地钱药材稳定性实验结果（相对峰面积）

编号	0 h	4 h	8 h	16 h	20 h	24 h	RSD（%）
1	0.326	0.334	0.327	0.332	0.329	0.330	0.94
2	0.076	0.076	0.078	0.076	0.077	0.076	1.29
3	0.058	0.057	0.060	0.057	0.059	0.057	2.38
4	0.514	0.523	0.523	0.522	0.504	0.501	1.89
5	0.106	0.110	0.102	0.103	0.103	0.104	2.90
6	0.083	0.086	0.085	0.081	0.082	0.080	2.77
7	1.000	1.000	1.000	1.000	1.000	1.000	0.00
8	0.032	0.033	0.033	0.003	0.031	0.033	2.50
9	0.120	0.125	0.118	0.117	0.118	0.119	2.50
10	0.102	0.103	0.104	0.101	0.099	0.103	1.90

2.4　地钱药材指纹图谱的建立与评价

2.4.1　空白试验

为了确保流动相对供试品分析无明显的干扰，按"2.1.6"项的色谱条件进样75%乙醇进行分析，记录空白色谱图，结果表明流动相对供试品分析无明显的干扰。结果见图2-1-35。

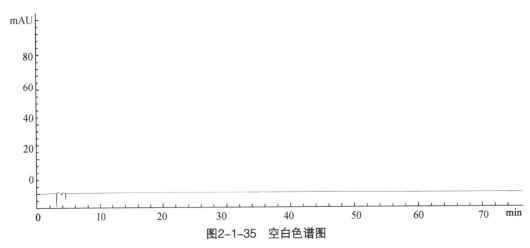

图2-1-35　空白色谱图

2.4.2　对照品溶液制备

称取芹菜素1.98 mg于10 mL容量瓶后加75%甲醇至刻度，制成对照品溶液备用。

2.4.3　30批地钱药材样品指纹图谱的测定

称取11批拳卷地钱、11批粗裂地钱和8批地钱药材粉末，按"2.3.1"项的方法制备供试品溶液，以"2.1.6"项的色谱条件进样，并记录各批次样品的色谱图。各批次供试品色谱图见附图。

2.4.4　对照指纹图谱的建立

将所得的30批广西产地钱药材HPLC色谱图导入"中药色谱指纹图谱相似度评价系统(2012版)"，将供试品A10的图谱设为参照图谱，选择中位数法生成对照指纹图谱，时间窗宽度设定为0.1 min，对30批药材的指纹图谱进行多点校正后进行峰匹配，生成广西产地钱类药材指纹图谱的共有模式并标定共有的特征峰，得到10个共有的特征峰，其中7号峰为参照峰S。色谱叠加结果见图2-1-36至图2-1-38，对照指纹图谱结果见图2-1-39。

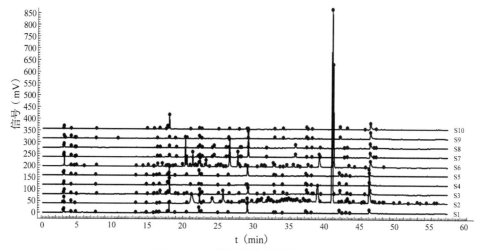

图2-1-36　拳卷地钱药材指纹图谱

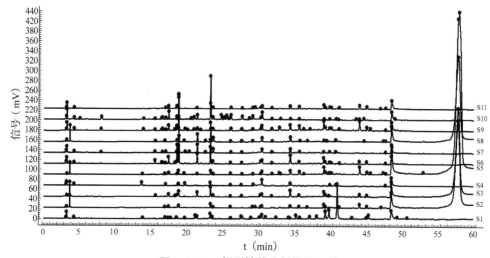

图2-1-37　粗裂地钱药材指纹图谱

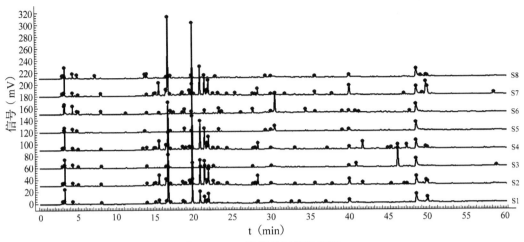

图2-1-38 地钱药材指纹图谱

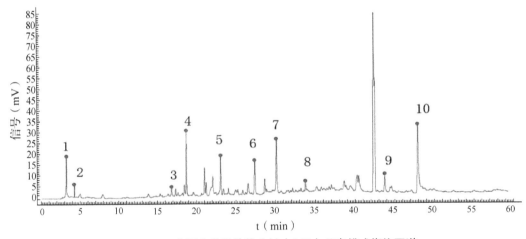

图2-1-39 广西产拳卷地钱药材（A10）共有模式指纹图谱

2.4.5 参照峰的确定

将对照品按"2.1.6"项的色谱条件进样，与共有模式图谱进行比较，根据保留时间进行定位，可指认出7号峰为芹菜素，且7号峰的峰面积适中，保留时间适宜，故选为参照峰 S，见图2-1-40。

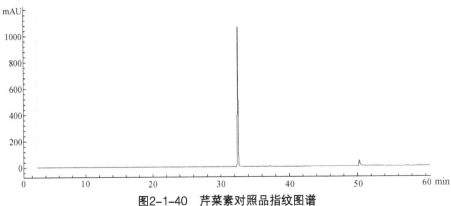

图2-1-40 芹菜素对照品指纹图谱

2.5　指纹图谱技术参数

2.5.1　相似度分析

采用"中药色谱指纹图谱相似度评价系统（2012版）"软件，以广西产地钱药材的HPLC指纹图谱的共有模式作为对照，对30批药材进行相似度评价和数据匹配。结果见表2-1-12。

结果表明，地钱药材的相似度值均大于0.940，拳卷地钱与粗裂地钱药材除A5、B10外，其余各批次地钱药材的相似度值均大于0.8，说明地钱药材的成分具有较高的相似性，但由于产地、气候、地理环境和采收时间等的差异导致药材质量差异，各批次药材成分含量大小不一，使得不同品种的地钱药材相似度较差。

表2-1-12　30批不同产地和不同品种地钱指纹图谱相似性分析

编号	相似度	编号	相似度
A1	0.865	B5	0.902
A2	0.877	B6	0.831
A3	0.842	B7	0.871
A4	0.853	B8	0.961
A5	0.622	B9	0.870
A6	0.831	B10	0.744
A7	0.960	B11	0.980
A8	0.920	C1	0.955
A9	0.877	C2	0.961
A10	0.857	C3	0.962
A11	0.913	C4	0.963
B1	0.907	C5	0.951
B2	0.959	C6	0.940
B3	0.906	C7	0.949
B4	0.850	C8	0.979

2.5.2　聚类分析

将30批地钱药材HPLC指纹图谱特征峰的相对峰面积导入SPSS 21.0分析软件，该系统采用组间连接聚类法和平方距离，以10个共同峰面积为参数确定进行聚类分析。根据其相同的欧氏距离（见图2-1-41），可将30批地钱样品分为四大类，第一类为A3、A9，分布于贵港地区；第二类为A5、C2、C7，分布于河池、贺州、玉林地区，第三类为A1、B1、B4、B5、C4，分布于贺州、南宁、来宾、崇左、梧州地区；第四类为A2、A4、A6、A7、A8、A10、A11、B2、B3、B6、B7、B8、B9、B10、B11、C1、

C3、C5、C6、C8，分布于广西大部分地区。

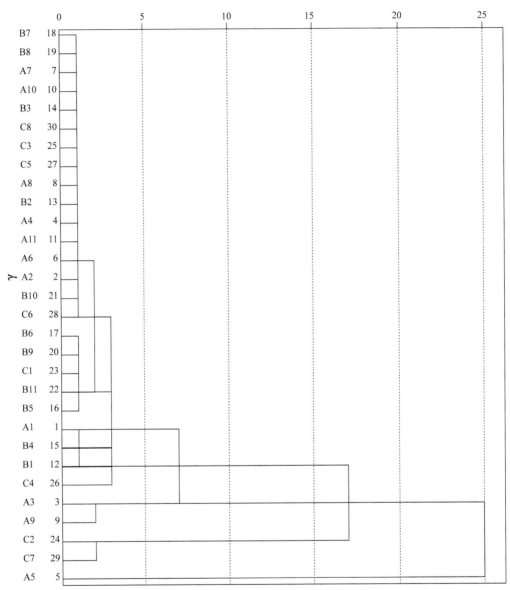

图2-1-41　30批地钱药材系统聚类分析结果

2.5.3　主成分分析

使用 SPSS 21.0软件，以10个共同峰面积的原始值作为变量，计算主成分特征值、累积贡献率和主成分得分。

根据表2-1-13中的主要成分特征值和累积贡献率，从图2-1-42中的碎石图中获得特征值 λ_1=17.698、λ_2= 6.587、λ_3=2.593、λ_4=1.503，其他特征值远小于1；特征值 λ_1 的贡献率为58.993%、λ_2 的贡献率为21.957%、λ_3 的贡献率为8.654%、λ_4 的贡献率为5.010%，前4个特征值的累积贡献率达94.614%，故取前4个成分为主成分，所得分析结果与聚类结果具有一致的指向性。结果见表2-1-13。

表2-1-13　主成分特征值及贡献率情况

成分	特征值λ	贡献率（%）	累积贡献率（%）
1	17.698	58.993	58.993
2	6.587	21.957	80.951
3	2.593	8.645	89.596
4	1.503	5.010	94.606

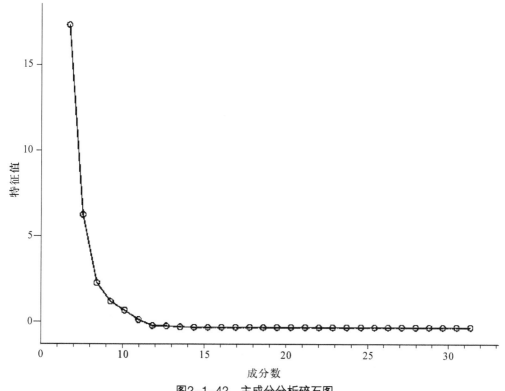

图2-1-42　主成分分析碎石图

由表2-1-14可见，第一主成分主要反映了来自产地 A1、A2、A3、A7、A8、A9、A10、B1、B2、B3、B4、B5、B6、B7、B8、B9、B11、C3、C5、C6、C8的信息，第二主成分主要反映了来自产地 C2、C4、C7的信息，第三主成分主要反映了来自产地 A6、A11的信息，因此仅用前4个主成分就可表示原HPLC指纹图谱数据的主要信息。结果见图2-1-43。

表2-1-14 主要因子载荷矩阵

序号	因子1	因子2	因子3	因子4
A1	0.898	−0.408	−0.110	0.096
A2	0.784	0.432	0.347	−0.264
A3	0.821	0.374	−0.170	−0.379
A4	0.639	0.252	0.723	−0.011
A5	0.112	−0.287	−0.229	0.089
A6	0.573	−0.296	0.759	0.059
A7	0.992	0.034	0.001	−0.101
A8	0.777	−0.423	0.456	0.047
A9	0.901	0.200	−0.185	−0.327
A10	0.993	−0.018	−0.016	0.030
A11	0.639	0.252	0.723	−0.011
B1	0.892	−0.323	−0.205	0.079
B2	0.834	−0.425	0.329	0.096
B3	0.741	−0.444	−0.054	0.190
B4	0.884	−0.429	−0.146	−0.010
B5	0.727	0.634	−0.134	−0.175
B6	0.801	0.565	−0.093	−0.168
B7	0.905	−0.261	−0.114	0.179
B8	0.905	−0.261	−0.114	0.179
B9	0.797	0.468	−0.099	−0.361
B10	0.525	0.576	−0.011	0.609
B11	0.975	0.065	−0.144	−0.146
C1	0.597	0.751	−0.210	−0.109
C2	0.415	0.807	−0.056	0.408
C3	0.820	−0.457	−0.258	0.144
C4	0.469	0.749	−0.099	0.454
C5	0.816	−0.516	−0.221	−0.035
C6	0.839	−0.507	−0.018	−0.045
C7	0.406	0.878	−0.087	0.197
C8	0.786	−0.467	−0.281	0.063

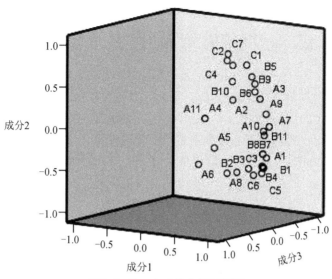

图2-1-43 主成分分析三维图

2.6 讨论与小结

本节以30批不同产地和不同品种地钱药材为研究对象，建立了广西产地钱药材醇提取物指纹图谱，所建立的指纹图谱方法稳定性良好、重现性高；共标定10个共有峰，指认出7号峰为芹菜素且该峰保留时间适中，故将芹菜素成分的色谱峰作为参照物(S)。广西产地钱药材指纹图谱的构建是对地钱药材质量评价的补充，为药材鉴定及质量评价提供实验数据。

通过多种化学分析模式对地钱药材进行综合分析可知，聚类分析和主成分分析结果均将药材分为四大类。聚类分析结果表明广西产地钱药材中的A2、A4、A6、A7、A8、A10、A11、B2、B3、B6、B7、B8、B9、B10、B11、C1、C3、C5、C6、C8的产地相对于其他三类的产地的相似性更高。由图2-1-43三维主成分图和表2-1-14可知，其特征值λ_1的贡献率为58.993%、λ_2的贡献率为21.957%、λ_3的贡献率为8.654%、λ_4的贡献率为5.010%，前4个特征值的累积贡献率达94.614%，几乎保留了原始样本的信息，其中第一主成分具有最大的特征值，其变量的权重值可以最大程度地反映化学成分与药材质量的相关性。因此，化学分析模式在中草药的真伪鉴定和质量控制方面具有广阔的应用前景。广西产地钱药材指纹图谱的构建，为地钱药材的鉴别和质量控制提供了基础，为进一步研究拳卷地钱谱效关系提供了条件。

第二节　拳卷地钱总黄酮的提取纯化及含量测定

本课题组在前期研究中已经证实拳卷地钱总黄酮具有显著降低抗急性肝损伤模型血清中 AST 和 ALT 水平的作用。因此，本节将采用已有的拳卷地钱总黄酮成熟提取工艺对不同产地、不同批次的拳卷地钱药材进行提取纯化，并测定总黄酮提取物的含量，为下一步指纹图谱的研究及抗急性肝损伤药效活性的测定做准备。

1　实验材料

1.1　仪器

Sartorius SQP 型分析天平［赛多利斯科学仪器(北京)有限公司］；P1000L 移液器(吉尔森公司)；P200L 移液器(吉尔森公司)；KQ-500DA 型数控超声波清洗器(昆山市超声波仪器有限公司)；Merck Millipore Direct-Q3，5，8纯水／超纯水一体机(德国默克集团)；DHG-9240A 鼓风干燥箱(上海一恒科学仪器有限公司)；HWS-28电热恒温水浴锅(上海齐欣科学仪器有限公司)；2600型紫外－可见分光光度计［岛津仪器(苏州)有限公司］。

1.2　药材

芹菜素对照品(20 mg，含量99.2%，中国食品药品检定研究院，批号：111901-201603)。

药材为从广西区内采集的11批不同产地的药材，经广西中医药大学韦松基教授鉴定为拳卷地钱。药材详细采集信息见表2-2-1。

1.3　主要试剂

水(二级纯水)，甲醇(国药集团化学试剂有限公司，生产批号20170613，分析纯)，乙醇(国药集团化学试剂有限公司，生产批号20170215，分析纯)，三乙胺(天津市大茂化学试剂厂，生产批号20170801)。

2　方法与结果

2.1　提取工艺的设计

将11批前期处理好的拳卷地钱药材，按照相关文献已建立的拳卷地钱总黄酮提取工艺进行提取。提取工艺流程如下：称取250 g样品，溶剂为80% 乙醇水溶液，回流提取3次，每次0.5 h，料液比为1∶15，过滤合并滤液并减压蒸馏回收乙醇，蒸至约400 mL转入蒸发皿蒸至浸膏状。用萃取硅胶柱层析法纯化拳卷地钱总黄铜提取物，干法装柱，将浸膏状提取物与硅胶按1∶1的比例拌样，以70% 甲醇为洗脱液，减压蒸馏回收甲醇，余液浓缩至浸膏状，冷冻干燥后测定总黄酮含量。

2.2　样品总黄酮含量的测定

按照"2.1"项的方法将11批次前期处理好的拳卷地钱药材分别进行提取纯化，得到11份不同批次浸膏状拳卷地钱总黄酮提取物，分别为贺州市昭平县12.10 g、梧州市苍梧县10.40 g、贵港市港北区7.00 g、贺州市八步区7.20 g、河池市环江县15.00 g、南宁市马山县5.53 g、梧州市蒙山县10.42 g、桂林市平乐县10.00 g、贵港市平南县9.37 g、玉林市容县15.00 g、南宁市宾阳县11.00 g，得膏率分别为4.48%、4.16%、2.80%、2.88%、6.00%、2.21%、4.17%、3.75%、6.00%、4.00%、4.84%，原药材编号与拳卷地钱总黄酮提取物编号一致。本研究采用三乙胺－芹菜素显色法，用紫外－可见分光光度计对样品中总黄酮的含量进行测定。

2.3　对照品溶液的制备

精密称取芹菜素对照品0.58 mg，干燥至恒重，置于25 mL容量瓶中，加入适量的纯甲醇溶液使其溶解，并用甲醇溶液定容至刻度，摇匀，即得芹菜素对照品溶液，浓度为0.0232 mg/mL。

2.4　供试品溶液的制备

精密称定拳卷地钱总黄酮浸膏提取物（A10）0.2 g，置于锥形瓶中，加入25 mL甲醇溶液，密塞摇匀，超声溶解5 min，过滤，取续滤液2 mL，置于25 mL容量瓶中，用甲醇溶液定容至刻度，摇匀，即得供试品溶液。

2.5　拳卷地钱总黄酮提取的研究

2.5.1　显色方法的考察

硝酸铝显色法：取芹菜素对照品溶液和拳卷地钱总黄酮供试品溶液各2 mL，用Al（NO$_3$）$_3$–Na$_2$NO$_2$–Na$_2$OH$_2$颜色反应（其中NaOH 6 mL），加纯甲醇定容至25 mL，全波长扫描如图2-2-1、图2-2-2所示。

三乙胺－纯甲醇显色法：取芹菜素对照品溶液和拳卷地钱总黄酮供试品溶液各2 mL，加1%三乙胺5 mL，加纯甲醇定容至10 mL，全波长扫描如图2-2-3、图2-2-4所示。

通过实验考察发现，待测液加入1%三乙胺5 mL，置10 mL容量瓶，加纯甲醇定容至刻度，摇匀，显色灵敏，结果稳定，效果较佳。结果表明，拳卷地钱总黄酮的测定可采用1%三乙胺－纯甲醇显色法，该法操作简单易行，具有良好的准确性、专属性。结果见表2-2-1。

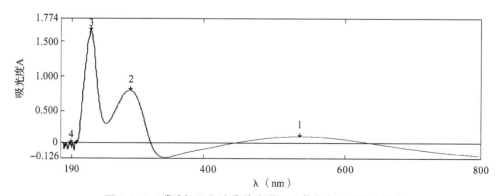

图2-2-1　硝酸铝显色法紫外光谱图（芹菜素对照品溶液）

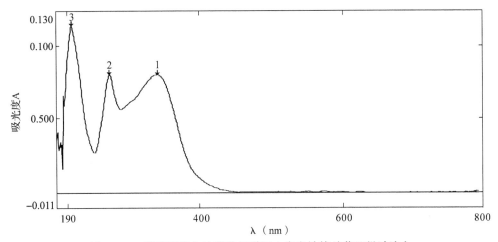

图2-2-2　硝酸铝显色法紫外光谱图（拳卷地钱总黄酮供试液）

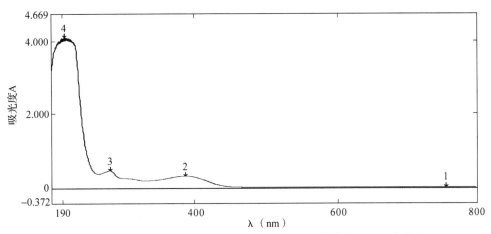

图2-2-3　1%三乙胺–纯甲醇显色法紫外光谱图（芹菜素对照品溶液）

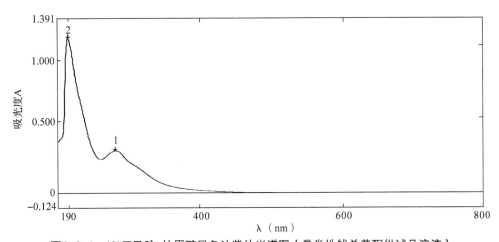

图2-2-4　1%三乙胺–纯甲醇显色法紫外光谱图（拳卷地钱总黄酮供试品溶液）

表2-2-1　测定方法考察结果

测试液	硝酸铝显色法		1%三乙胺–纯甲醇显色法	
	检测波长（nm）	吸光度	检测波长（nm）	吸光度
芹菜素对照品溶液	536.0	0.282	275	0.499
拳卷地钱总黄酮供试液	338.5	0.081	275	0.355

2.5.2　取样品提取条件的考察

2.5.2.1　溶解溶剂的考察

用纯甲醇、80%甲醇和不同浓度的乙醇对拳卷地钱总黄酮进行溶解，考察溶解溶剂的不同吸收波长，结果表明甲醇溶解率相较于不同浓度的乙醇更好。结果见表2-2-2、图2-2-5至图2-2-14。

表2-2-2　提取溶剂的考察结果

测定方法	芹菜素对照品吸光度	拳卷地钱总黄酮供试液吸光度
纯甲醇	0.755	0.755
80%甲醇	0.359	0.198
50%乙醇	0.234	0.913
75%乙醇	0.270	0.005
95%乙醇	0.258	0.989

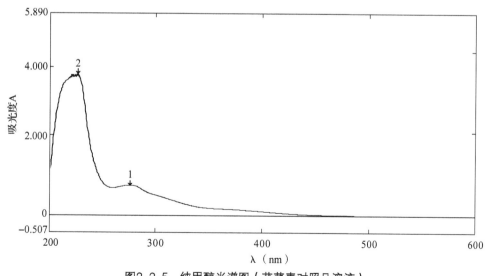

图2-2-5　纯甲醇光谱图（芹菜素对照品溶液）

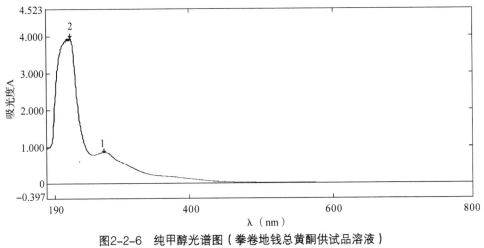

图2-2-6 纯甲醇光谱图（拳卷地钱总黄酮供试品溶液）

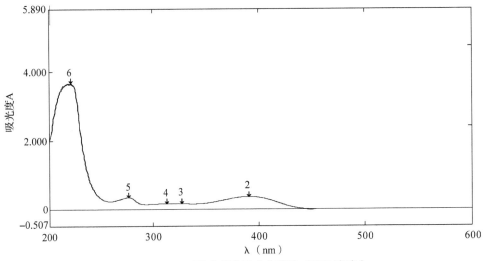

图2-2-7 80%甲醇光谱图（芹菜素对照品溶液）

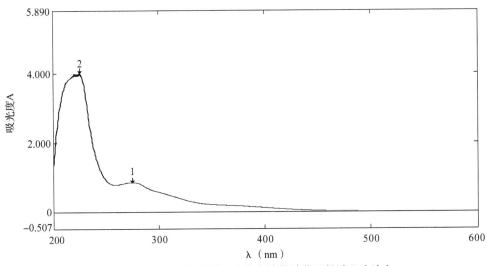

图2-2-8 80%甲醇光谱图（拳卷地钱总黄酮供试品溶液）

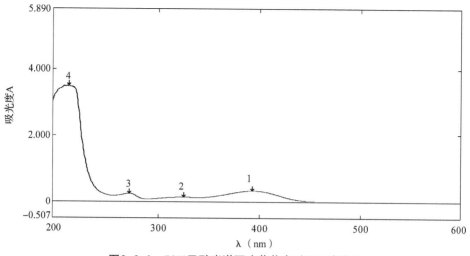

图2-2-9 50%乙醇光谱图（芹菜素对照品溶液）

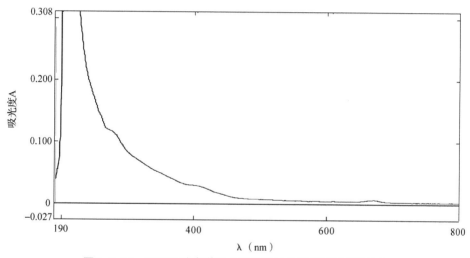

图2-2-10 50%乙醇光谱图（拳卷地钱总黄酮供试品溶液）

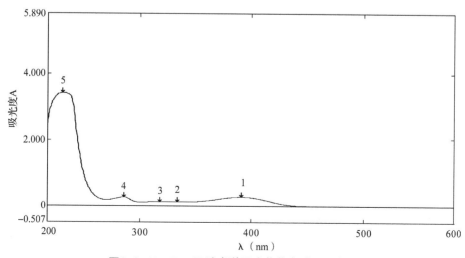

图2-2-11 75%乙醇光谱图（芹菜素对照品溶液）

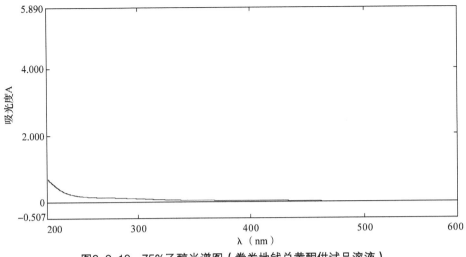

图2-2-12　75%乙醇光谱图（拳卷地钱总黄酮供试品溶液）

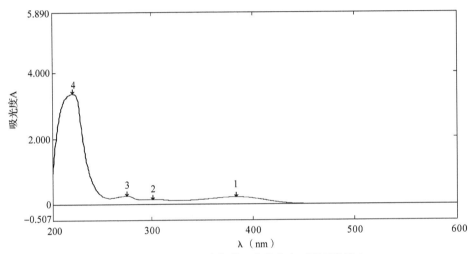

图2-2-13　95%乙醇光谱图（芹菜素对照品溶液）

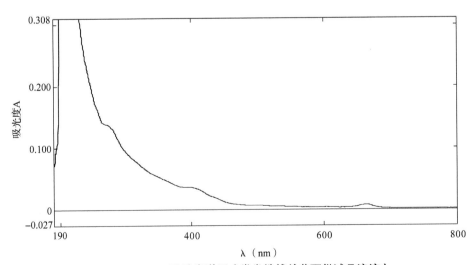

图2-2-14　95%乙醇光谱图（拳卷地钱总黄酮供试品溶液）

2.5.2.2 显色剂加入量的考察

考察显色剂加入量为2 mL、3 mL、5 mL 对总黄酮提取率的影响，实验结果表明加入1% 三乙胺5 mL 显色时，显色灵敏，结果稳定，故选择加入1% 三乙胺5 mL。结果见表2-2-3、图2-2-15至图2-2-20。

表2-2-3 显色剂加入量考察结果

显色剂加入量	对照品吸光度	拳卷地钱总黄酮供试液吸光度
2 mL	0.313	1.136
3 mL	0.264	0.908
5 mL	0.258	0.753

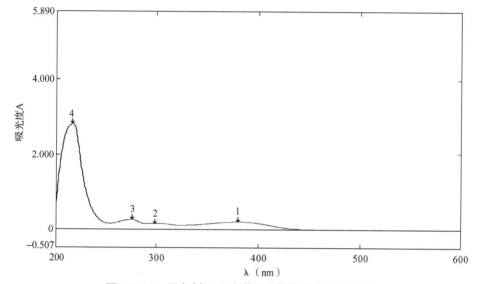

图2-2-15 显色剂2 mL光谱图（芹菜素对照品溶液）

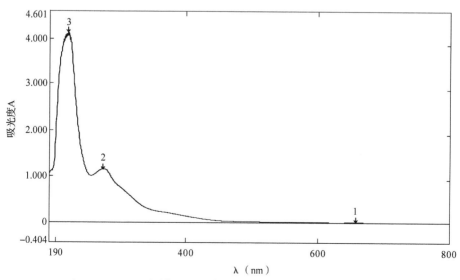

图2-2-16 显色剂2 mL光谱图（拳卷地钱总黄酮供试品溶液）

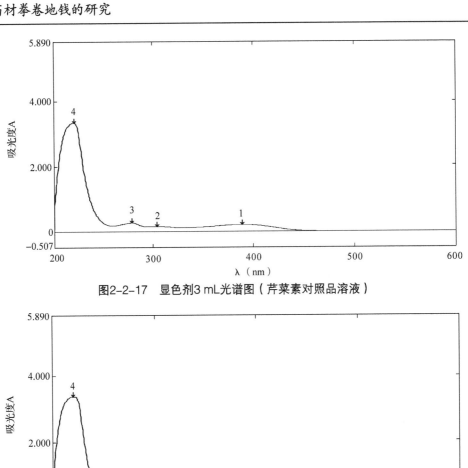

图2-2-17　显色剂3 mL光谱图（芹菜素对照品溶液）

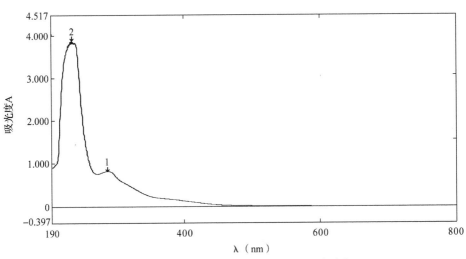

图2-2-18　显色剂2 mL光谱图（拳卷地钱总黄酮供试品溶液）

图2-2-19　显色剂5 mL光谱图（对照品溶液）

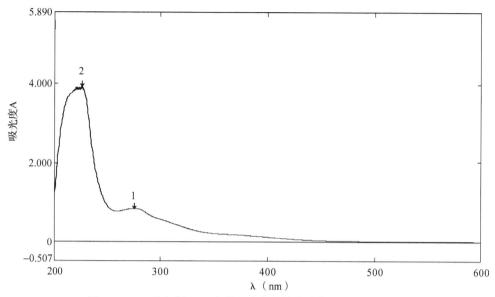

图2-2-20　显色剂5 mL光谱图（拳卷地钱总黄酮供试品溶液）

2.5.2.3　取样量的考察

实验对比了1 mL、2 mL、3 mL取样量对地钱总黄酮提取率的影响，实验结果表明2 mL取样量的吸光度值较为理想，故选取2 mL为取样量。结果见表2-2-4。

表2-2-4　取样量考察结果

取样量	芹菜素对照品吸光度	拳卷地钱总黄酮供试液吸光度
1 mL	0.313	1.136
2 mL	0.264	0.908
3 mL	0.258	0.753

2.5.2.4　提取方法的确定

通过上述实验考察，确定拳卷地钱总黄酮的提取方法如下：称定0.2 g浸膏，精密加入25 mL纯甲醇溶液，超声溶解5 min；取样量为2 mL，显色剂加入量为5 mL，定容溶剂为纯甲醇溶液。

2.6　检测方法的确定

2.6.1　测定波长的选择

精密量取芹菜素对照品溶液2 mL、拳卷地钱总黄酮供试品溶液5 mL，分别置于10 mL容量瓶中，按照确定的显色条件，用紫外－可见分光光度计进行扫描，波长扫描范围为200~800 nm。芹菜素对照品溶液光谱图及拳卷地钱总黄酮供试品溶液光谱图见图2-2-21、图2-2-22。

结果表明，两个溶液的吸收光谱图大致相同，对照品溶液和供试品溶液的最大吸收波长均在275 nm左右，故选定检测波长为275 nm。

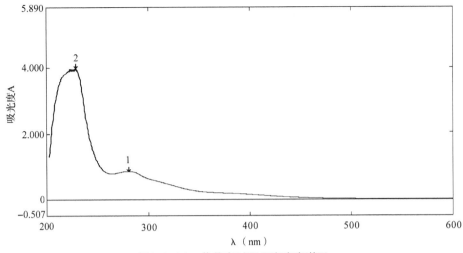

图2-2-21　芹菜素对照品溶液光谱图

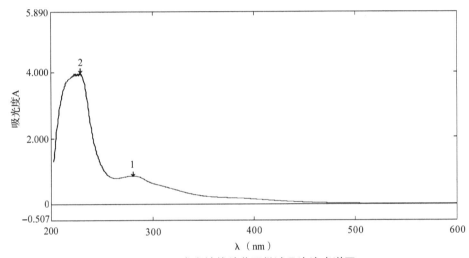

图2-2-22　拳卷地钱总黄酮供试品溶液光谱图

2.6.2　标准曲线的绘制

精密称定芹菜素对照品溶液1.98 mg，加入纯甲醇溶解并定容至10 mL，得到浓度为0.2 mg/mL 的对照品溶液。精密量取0.6 mL、0.7 mL、0.8 mL、0.9 mL、1.0 mL 芹菜素母液分别置于10 mL 容量瓶中，加入1% 三乙胺溶液5 mL，用相对应溶剂定容至10 mL，用紫外 – 可见分光光度计于275 nm 处测定吸光度。绘制标准曲线，以芹菜素浓度（x）为横坐标、吸光度（y）为纵坐标，得到线性回归方程为：$y=3.23601x+0.00746423$。实验结果表明，芹菜素对照品溶液在0.060~0.100 mg/mL 范围内线性关系良好。结果见表2-2-5、图2-2-23。

表2-2-5　芹菜素标准溶液线性关系考察结果

体积（mL）	0.6	0.7	0.8	0.9	1.0
浓度（mg/mL）	0.060	0.070	0.079	0.090	0.100
吸光度A	0.202	0.235	0.264	0.299	0.332

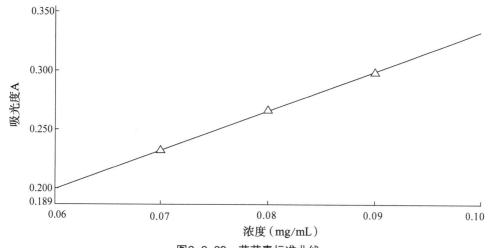

图2-2-23 芹菜素标准曲线

2.6.3 精密度试验

精密称定拳卷地钱总黄酮浸膏提取物（A10）0.2 g，按"2.6.2"项的方法连续测定吸光度6次。结果为 RSD＝0.69%，表明该仪器稳定，精密度良好。结果见表2-2-6。

表2-2-6 精密度试验结果（n=6）

测量次数	吸光度	平均吸光度	RSD（%）
1	0.254		
2	0.253		
3	0.250		
4	0.250	0.251	0.69
5	0.250		
6	0.250		

2.6.4 重复性试验

精密称定拳卷地钱总黄酮浸膏提取物（A10）0.2 g 共6份，按"2.4"项的方法制备拳卷地钱供试品溶液，用紫外－可见分光光度计于275 nm 波长处分别测定其吸光度，记录数据，得出平均吸光度为0.166，计算 RSD 值为3.13%，实验结果表明本方法的重复性良好。结果见表2-2-7。

表2-2-7 重复性试验结果（n=6）

编号	吸光度	平均吸光度	RSD（%）
1	0.166		
2	0.171		
3	0.169		
4	0.156	0.166	3.13
5	0.166		
6	0.167		

2.6.5　稳定性试验

精密量取同一拳卷地钱总黄酮提取物2 mL，按"2.4"项的方法制备供试品溶液，在275 nm波长处，分别在5 min、15 min、30 min、45 min、60 min、90 min、120 min测定吸光度考察拳卷地钱总黄酮2 h内的稳定性，记录结果并计算，RSD值为0.18%，实验结果表明拳卷地钱供试品溶液在2 h内稳定。结果见表2-2-8。

表2-2-8　稳定性试验结果（n=6）

时间（min）	吸光度	平均吸光度	RSD（%）
0	0.128		
30	0.127		
45	0.128		
60	0.129	0.129	0.18
90	0.131		
120	0.132		

2.6.6　加样回收试验

选取重复性试验的拳卷地钱总黄酮提取物（A10）0.2 g，按"2.4"项的方法制备供试品溶液，样品的芹菜素含量为0.775 mg；称定0.1 gA10拳卷地钱总黄酮提取物样品共8份，称定0.772 mg芹菜素对照品溶液并用纯甲醇溶解定容到10 mL，置于棕色容量瓶中备用，精密移取2 mL芹菜素对照品溶液与样品瓶中拳卷地钱总黄酮提取物混合，分别测定吸光度，并计算平均回收率。结果显示，平均回收率为100.942%，RSD为2.49%，表明本方法的准确度良好。结果见表2-2-9。

表2-2-9　加样回收试验结果（n=8）

编号	样品溶液中总黄酮含量（mg）	加入对照品的量（mg）	测得量（mg）	回收率（%）	平均回收率（%）	RSD（%）
1	0.771	0.772	1.520	96.503		
2	0.769	0.772	1.553	100.781		
3	0.779	0.772	1.538	98.830		
4	0.775	0.772	1.561	101.812	100.942	2.49
5	0.772	0.772	1.549	100.263		
6	0.773	0.772	1.575	103.636		
7	0.778	0.772	1.579	104.159		
8	0.765	0.772	1.556	101.554		

3　各批次拳卷地钱总黄酮含量的测定

称取不同批次的拳卷地钱总黄酮提取物共12份，按照"2.4"项的方法制备供试品溶液，用移液管精密量取2 mL拳卷地钱总黄酮供试品溶液，置于10 mL棕色容量瓶中，加入1%三乙胺溶液5 mL，并用纯甲醇溶液定容至刻度，用紫外 – 可见分光光度计于275 nm波长处测定其吸光度，代入相应的线性回归方程，计算各批次拳卷地钱的总黄酮含量。结果见表2-2-10。

表2-2-10　各批次拳卷地钱样品总黄酮含量

编号	取样量（g）	出膏率（%）	吸光度	含量（mg/mL）	含量（%）
A1	0.2000	4.404	0.135	0.190	95.000
A2	0.1999	4.162	0.127	0.185	92.500
A3	0.1999	2.803	0.110	0.160	80.000
A4	0.2030	2.880	0.124	0.180	90.000
A5	0.2010	6.100	0.134	0.160	92.000
A6	0.2000	2.721	0.096	0.135	67.000
A7	0.2010	4.417	0.113	0.165	82.501
A8	0.1969	3.374	0.101	0.145	72.501
A9	0.1979	6.100	0.128	0.185	92.530
A10	0.1989	4.100	0.117	0.170	85.200
A11	0.1997	4.384	0.126	0.180	90.100

4　讨论与小结

本部分对11批次不同产地的拳卷地钱药材进行提取纯化，得到不同产地的拳卷地钱总黄酮提取物，由表2-2-10可知不同产地可能受到气候、地理环境及采收时间的影响，出膏有很大的差异，其中出膏率最高的是A5(河池市环江县)和A9(贵港市平南县)产地，出膏率最低的是A6（南宁市马山县）产地。采用紫外 – 可见分光光度法，对拳卷地钱总黄酮的含量进行测定，结果各个批次的拳卷地钱总黄酮含量均在67%以上，其中含量最高是A1产地（含量为95.000%），A6产地的含量最低。通过对各个产地出膏率和总黄酮含量的比较，发现出膏率高的产地总黄酮的含量并不一定是最高的，除外部因素外，可能还与化学成分有关，还有待结合更多分析方法来探究。

第三节　拳卷地钱总黄酮提取物 HPLC指纹图谱的建立

中药的化学成分复杂繁多，即使是多个指标性成分含量的高低，也不能代表整个药材的质量，药材质量是由多个活性成分之间发挥协同作用确定的。中药指纹图谱通过共有特征峰的图谱能够将样品所含化学成分的多少和量的大小反映出来，因而得到了迅速发展。本节研究采用HPLC指纹图谱技术构建拳卷地钱总黄酮的指纹图谱，并通过相似性分析和聚类分析，获取相应的共有峰峰面积的数据信息，为后期拳卷地钱总黄酮抗急性肝损伤的谱效关系中"谱"的研究打下基础。

1　实验材料

1.1　仪器

1260高效液相色谱仪（G–1311C四元泵，二极管阵列检测器，1260series色谱工作站，美国安捷伦科技公司）；KQ–5200超声清洗仪（昆山超声仪器有限公司）；电子分析天平［赛多利斯科学仪器（北京）有限公司］；DHG–9240A电热恒温鼓风干燥箱（上海一恒科学仪器有限公司）；高速万能粉碎机（天津市泰斯特仪器有限公司）；HH–A6数显恒温水浴锅（金坛市医疗仪器厂）；TGL–16G型高速台式离心机（上海安亭科学仪器厂）；Millipore Direct–Q 3，5，8纯水/超纯水一体机（德国，默克集团）。

1.2　试剂

甲醇、乙腈（美国Fisher公司，色谱纯）；甲醇、95%乙醇、无水乙醇（国药集团化学试剂有限公司，分析纯）；磷酸（天津市科密欧化学试剂有限公司，色谱纯）；冰醋酸（天津市大茂化学试剂厂，色谱纯）；芹菜素（中国食品药品检定研究院，批号110753–201415，供含量测定使用）；水为超纯水。

2　数据处理软件

中药色谱指纹图谱相似度评价系统（2012版）；SPSS 21.0统计分析软件。

3　拳卷地钱总黄酮提取物高效液相指纹图谱的构建

3.1　色谱柱的筛选

同本章第一节"2.1.1"项实验选用InertSustain C 18柱（4.6 mm×250 mm，5 μm）。

3.2　检测波长的选择

不同检测波长下得到的特征指纹图谱的分离质量有一定的差异，在最佳检测波长下，其色谱图基线稳定、峰型佳、分离度好，建立的指纹图谱稳定性好。因此，本实验分别考察了在210 nm、254 nm、270 nm、310 nm吸收波长下的色谱图。结果见图

2-3-1至图2-3-4。

结果表明，在270 nm波长下检测所得的图谱基线稳定、分离度好，所得色谱图化学信息丰富，故选择检测波长为270 nm。

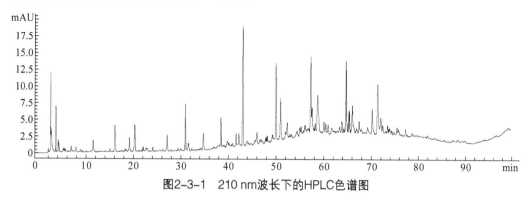

图2-3-1　210 nm波长下的HPLC色谱图

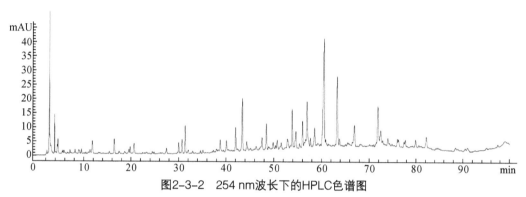

图2-3-2　254 nm波长下的HPLC色谱图

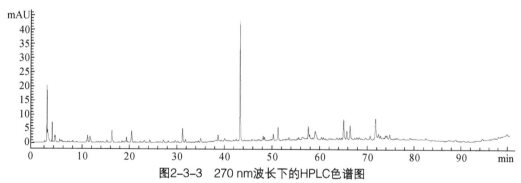

图2-3-3　270 nm波长下的HPLC色谱图

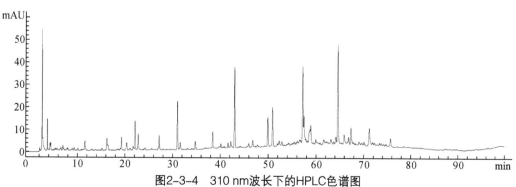

图2-3-4　310 nm波长下的HPLC色谱图

3.3 流动相条件的优化

3.3.1 流动相的筛选

对甲醇－水、甲醇－0.1%磷酸、乙腈－0.1%磷酸、乙腈－0.2%冰醋酸等不同洗脱系统的洗脱能力进行实验考察，结果见图2-3-5至图2-3-8。结果表明，乙腈－0.1%磷酸的洗脱能力强，所得图谱中峰型较好、峰信息多、峰面积大、分离度佳，有利于指纹图谱的建立和分析，故选择乙腈－0.1%磷酸作为洗脱流动相。

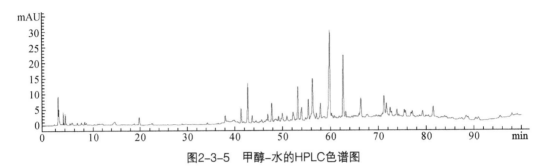

图2-3-5　甲醇-水的HPLC色谱图

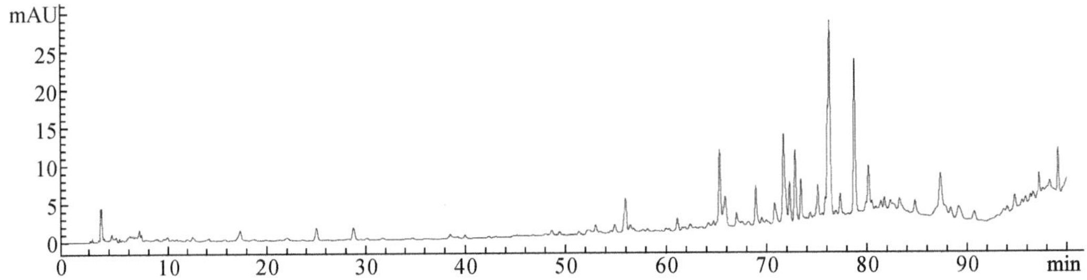

图2-3-6　甲醇-0.1%磷酸的HPLC色谱图

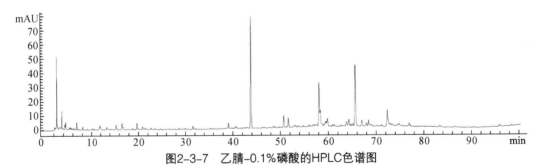

图2-3-7　乙腈-0.1%磷酸的HPLC色谱图

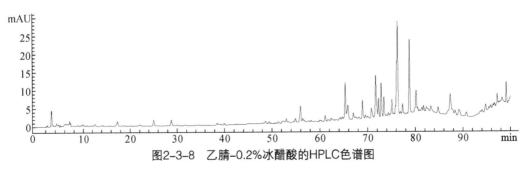

图2-3-8　乙腈-0.2%冰醋酸的HPLC色谱图

3.3.2 流动相系统的筛选

采用乙腈-0.1%磷酸作为流动相系统，考察不同比例的流动相的洗脱能力，优选相对简单、分离效果佳、分析时间适宜的洗脱程序。实验考察了3种不同的流动相梯度。结果见表2-3-1至表2-3-3、图2-3-9至图2-3-11。

结果表明，梯度1所得色谱图中各成分分离度较低，出峰时间过于延后，基线漂移；梯度2所得色谱图分离度虽然有所改善，但基线仍不平，仍有部分成分达不到分离度要求，保留时间也欠佳；梯度3所得的色谱图分离度良好、峰型佳、基线稳定、保留时间适中，故选择梯度3进行梯度洗脱。

表2-3-1 梯度1流动相比例

时间（min）	乙腈（%）	磷酸（%）
0	5	95
10	28	72
48	80	20
60	100	0

表2-3-2 梯度2流动相比例

时间（min）	乙腈（%）	磷酸（%）
0	5	95
20	30	70
58	70	30
70	100	0

表2-3-3 梯度3流动相比例

时间（min）	乙腈（%）	磷酸（%）
0	5	95
30	28	72
78	80	20
88	80	20
100	100	0

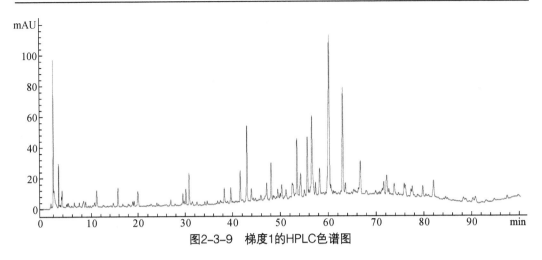

图2-3-9　梯度1的HPLC色谱图

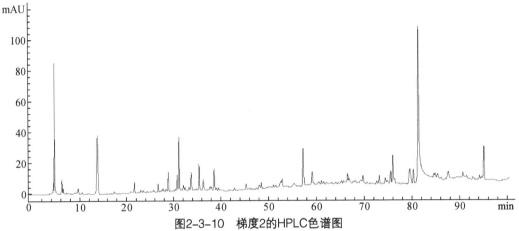

图2-3-10　梯度2的HPLC色谱图

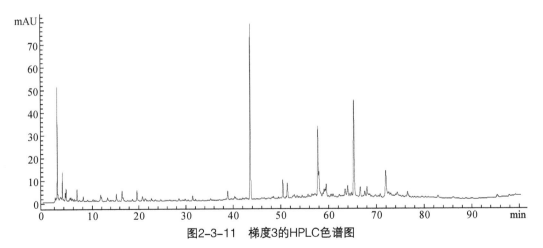

图2-3-11　梯度3的HPLC色谱图

3.4　柱温的选择

实验比较了25 ℃、30 ℃和35 ℃ 3种不同的柱温条件对色谱图的影响。结果表明，色谱柱峰值分辨率和峰形在30 ℃柱温下表现良好，故选泽柱温为30 ℃。结果见图2-3-12至图2-3-14。

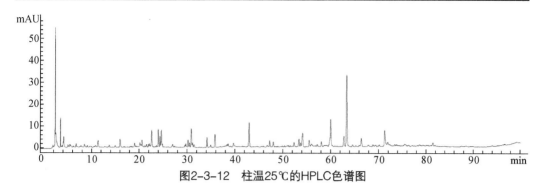

图2-3-12　柱温25℃的HPLC色谱图

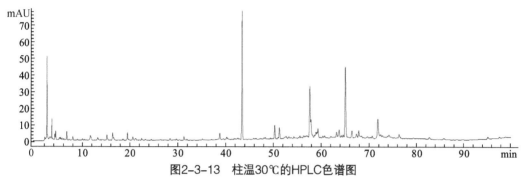

图2-3-13　柱温30℃的HPLC色谱图

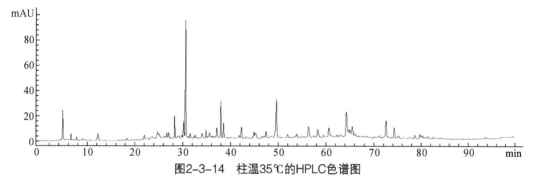

图2-3-14　柱温35℃的HPLC色谱图

3.5　流速的选择

实验比较了0.4 mL/min、0.8 mL/min、1.0 mL/min、1.2 mL/min 4种不同的流速对色谱图的影响。结果显示，以1.0 mL/min为流速时，色谱图中的各峰分离度佳、相对峰面积大、保留时间适宜，故选择梯度洗脱的流速为1.0 mL/min。结果见图2-3-15至图2-3-18。

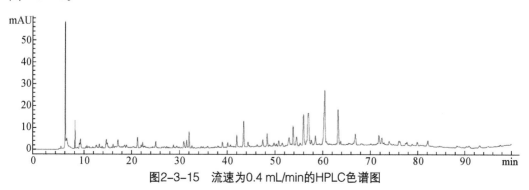

图2-3-15　流速为0.4 mL/min的HPLC色谱图

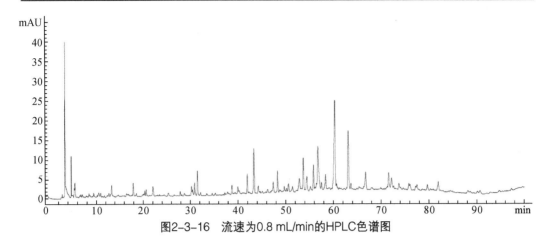

图2-3-16　流速为0.8 mL/min的HPLC色谱图

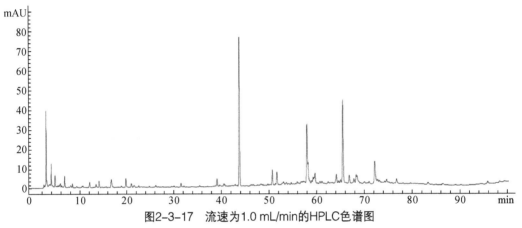

图2-3-17　流速为1.0 mL/min的HPLC色谱图

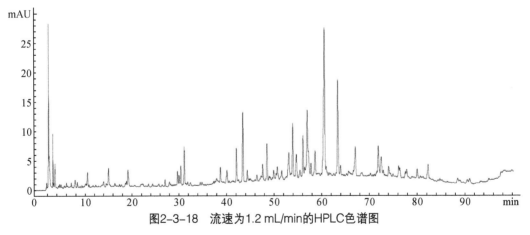

图2-3-18　流速为1.2 mL/min的HPLC色谱图

3.6　色谱柱条件的确定

通过以上实验考察，确定拳卷地钱总黄酮指纹图谱的色谱条件如下：色谱柱 InertSustain C18柱（4.6 mm×250 mm，5 μm）；检测器为紫外检测器；以乙腈（A）-0.1% 磷酸（B）为流动相，梯度洗脱（0~30 min：5%~28%；30~78 min：28%~80%；78~88 min：80%~80%；88~100 min：20%~100%，）进样量10 μL，柱温30 ℃，流速 1.0 mL/min，检测波长270 nm。

4　拳卷地钱总黄酮提取物指纹图谱实验方法

4.1　供试品溶液的制备

精密称定前期提取纯化好的拳卷地钱总黄酮浸膏（A10）0.2 g，置于50 mL锥形瓶中，25 mL甲醇超声波(功率100 W，频率30 Hz)溶解5 min，溶解后冷却或放置至室温，再次称定，以甲醇补足减少的重量，摇匀过滤，取滤液作为供试品溶液，备用。

4.2　精密度实验

精密称定前期提取纯化好的拳卷地钱总黄酮浸膏（A10）0.2 g，按照"4.1"项的方法制备供试品溶液，按"3.6"项的色谱条件连续进样6次，以5号峰芹菜素作为参照峰，记录各色谱图中共有峰的保留时间和峰面积。结果表明，相对保留时间RSD ≤ 0.56%，相对峰面积RSD ≤ 2.91%，表明检测仪器稳定，精密度良好。结果见表2–3–4、表2–3–5。

表2-3-4　拳卷地钱总黄酮精密度实验结果（相对保留时间）

锋编号	第1次	第2次	第3次	第4次	第5次	第6次	RSD（%）
1	0.073	0.073	0.073	0.073	0.073	0.073	0.15
2	0.098	0.098	0.098	0.098	0.098	0.098	0.09
3	0.384	0.385	0.384	0.385	0.385	0.384	0.05
4	0.724	0.725	0.725	0.725	0.725	0.724	0.03
5	1.000	1.000	1.000	1.000	1.000	1.000	0.00
6	1.166	1.166	1.166	1.166	1.166	1.166	0.02
7	1.309	1.309	1.309	1.308	1.308	1.308	0.04
8	1.390	1.390	1.393	1.389	1.389	1.390	0.11
9	1.468	1.468	1.469	1.452	1.453	1.453	0.56
10	1.538	1.538	1.539	1.536	1.537	1.538	0.05
11	1.648	1.648	1.649	1.647	1.648	1.648	0.05

表2-3-5　拳卷地钱总黄酮精密度实验结果（相对峰面积）

锋编号	第1次	第2次	第3次	第4次	第5次	第6次	RSD（%）
1	1.029	1.012	1.007	1.001	0.990	1.032	1.63
2	0.138	0.142	0.138	0.139	0.140	0.143	1.44
3	0.234	0.229	0.235	0.230	0.234	0.238	1.51
4	0.184	0.187	0.179	0.188	0.188	0.189	2.02
5	1.000	1.000	1.000	1.000	1.000	1.000	0.00
6	0.251	0.235	0.249	0.249	0.246	0.250	2.38
7	1.591	1.581	1.597	1.584	1.599	1.591	0.43
8	3.560	3.586	3.496	3.443	3.531	3.580	1.57
9	1.654	1.604	1.610	1.606	1.612	1.615	1.15

续表

锋编号	第1次	第2次	第3次	第4次	第5次	第6次	RSD（%）
10	0.676	0.707	0.708	0.673	0.711	0.668	2.91
11	6.930	6.849	6.732	6.644	6.700	6.799	1.54

4.3 重复性实验

精密称定前期提取纯化好的拳卷地钱总黄酮浸膏（A10）0.2 g 共6份，按照"4.1"项的方法制备供试品溶液，按"3.6"项下色谱条件进样，以5号峰芹菜素作为参照峰，记录各色谱图中共有峰的保留时间和峰面积。结果表明，相对保留时间 RSD ≤ 0.40%，相对峰面积 RSD ≤ 1.92%，表明该色谱方法重现性良好。结果见表2-3-6、表2-3-7。

表2-3-6　拳卷地钱总黄酮重复性实验结果（相对保留时间）

锋编号	重复性1	重复性2	重复性3	重复性4	重复性5	重复性6	RSD（%）
1	0.073	0.073	0.073	0.073	0.073	0.073	0.22
2	0.098	0.098	0.098	0.098	0.098	0.097	0.13
3	0.384	0.385	0.382	0.385	0.385	0.384	0.25
4	0.724	0.725	0.725	0.725	0.725	0.725	0.04
5	1.000	1.000	1.000	1.000	1.000	1.000	0.00
6	1.166	1.166	1.166	1.166	1.166	1.166	0.01
7	1.309	1.308	1.308	1.308	1.308	1.309	0.01
8	1.390	1.389	1.389	1.389	1.389	1.390	0.02
9	1.468	1.454	1.453	1.453	1.454	1.454	0.40
10	1.538	1.538	1.537	1.537	1.538	1.538	0.02
11	1.648	1.648	1.647	1.648	1.646	1.648	0.06

表2-3-7　拳卷地钱总黄酮重复性实验结果（相对峰面积）

锋编号	重复性1	重复性2	重复性3	重复性4	重复性5	重复性6	RSD（%）
1	0.073	0.073	0.073	0.073	0.073	0.073	0.22
2	0.098	0.098	0.098	0.098	0.098	0.097	0.13
3	0.384	0.385	0.382	0.385	0.385	0.384	0.25
4	0.724	0.725	0.725	0.725	0.725	0.725	0.04
5	1.000	1.000	1.000	1.000	1.000	1.000	0.00
6	1.166	1.166	1.166	1.166	1.166	1.166	0.01
7	1.309	1.308	1.308	1.308	1.308	1.309	0.01
8	1.390	1.389	1.389	1.389	1.389	1.390	0.02
9	1.468	1.454	1.453	1.453	1.454	1.454	0.40
10	1.538	1.538	1.537	1.537	1.538	1.538	0.02
11	1.648	1.648	1.647	1.648	1.646	1.648	0.06

4.4　稳定性实验

精密称定前期提取纯化好的拳卷地钱总黄酮浸膏（A10）0.2 g 共6份，按照"4.1"项的方法制备供试品溶液，按"3.6"项的色谱条件进样，以5号峰芹菜素作为参照峰，记录各色谱图中共有峰的保留时间和峰面积。结果表明，相对保留时间 RSD ≤ 2.34%，相对峰面积 RSD ≤ 0.36%，表明供试品溶液在 24 h 内稳定性良好。结果见表2-3-8、表2-3-9。

表2-3-8　拳卷地钱总黄酮稳定性实验结果（相对保留时间）

锋编号	0 h	4 h	8 h	16 h	20 h	24 h	RSD（%）
1	0.073	0.073	0.073	0.073	0.073	0.073	0.13
2	0.098	0.098	0.098	0.098	0.098	0.098	0.06
3	0.384	0.385	0.385	0.385	0.385	0.384	0.07
4	0.724	0.725	0.725	0.725	0.725	0.725	0.03
5	1.000	1.000	1.000	1.000	1.000	1.000	0.00
6	1.166	1.166	1.166	1.166	1.166	1.166	0.01
7	1.309	1.309	1.308	1.308	1.308	1.309	0.02
8	1.390	1.390	1.389	1.389	1.389	1.390	0.02
9	1.468	1.454	1.454	1.453	1.453	1.454	0.36
10	1.538	1.538	1.538	1.537	1.537	1.538	0.02
11	1.648	1.648	1.648	1.648	1.648	1.649	0.02

表2-3-9　拳卷地钱总黄酮稳定性实验结果（相对峰面积）

锋编号	0 h	4 h	8 h	16 h	20 h	24 h	RSD（%）
1	0.784	0.780	0.784	0.793	0.792	0.797	0.82
2	0.147	0.141	0.143	0.140	0.147	0.148	2.34
3	0.240	0.233	0.233	0.227	0.235	0.235	1.74
4	0.192	0.191	0.189	0.186	0.190	0.188	1.11
5	1.000	1.000	1.000	1.000	1.000	1.000	0.00
6	0.242	0.237	0.234	0.230	0.239	0.240	1.79
7	1.536	1.518	1.506	1.567	1.530	1.530	1.32
8	3.297	3.319	3.300	3.343	3.332	3.353	0.69
9	1.742	1.767	1.744	1.765	1.766	1.758	0.63
10	0.722	0.714	0.704	0.697	0.709	0.708	1.20
11	10.455	10.534	10.391	10.461	10.479	10.494	0.45

5 指纹图谱的建立

5.1 空白实验

为了确保流动相对供试品的分析无明显的干扰，按"3.6"项的色谱条件进样甲醇进行分析，记录空白色谱图。结果表明流动相对供试品的分析无明显的干扰。结果见图2-3-19。

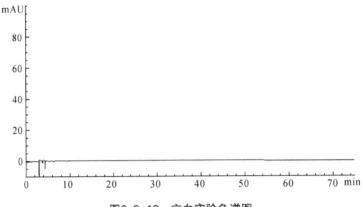

图2-3-19 空白实验色谱图

5.2 对照品溶液的制备

按本章第二节"2.3"项的方法制备对照品溶液。

5.3 11批次供试品色谱图谱的测定

精密称定前期提取纯化好的11批次不同产地的拳卷地钱总黄酮浸膏各0.2 g，按照"4.1"项的方法制备供试品溶液，按"3.6"项的色谱条件分别进样进行检测，并记录各批次供试品的色谱图。各批次供试品色谱图见附图。

5.4 对照指纹图谱的建立

将所得的11批拳卷地钱总黄酮提取物 HPLC 色谱图导入"中药色谱指纹图谱相似度评价系统（2012版）"，将供试品 A10 的图谱设为参照图谱，选择中位数法生成对照指纹图谱，时间窗宽度设定为0.1 min，对11批拳卷地钱总黄酮提取物的指纹图谱进行多点校正后进行峰匹配，生成拳卷地钱总黄酮提取物指纹图谱的共有模式并标定共有的特征峰，得到11个共有的特征峰，5号峰为参照峰 S。共有峰相对峰保留时间和相对峰面积见表2-3-10、表2-3-11，色谱叠加结果见图2-3-20，对照指纹图谱结果见图2-3-21。

表2-3-10 共有峰相对保留时间

锋编号	A1	A2	A3	A4	A5	A6	A7	A8	A9	A10	A11
1	0.073	0.073	0.073	0.073	0.073	0.073	0.073	0.073	0.073	0.073	0.073
2	0.098	0.098	0.098	0.098	0.098	0.098	0.098	0.098	0.098	0.098	0.098
3	0.385	0.385	0.385	0.385	0.393	0.385	0.386	0.385	0.385	0.385	0.385
4	0.725	0.725	0.725	0.725	0.729	0.725	0.725	0.724	0.725	0.725	0.725

续表

锋编号	A1	A2	A3	A4	A5	A6	A7	A8	A9	A10	A11
5	1.000	1.000	1.000	1.000	1.000	1.000	1.000	1.000	1.000	1.000	1.000
6	1.159	1.159	1.166	1.181	1.164	1.159	1.158	1.158	1.159	1.158	1.159
7	1.346	1.326	1.325	1.326	1.332	1.326	1.326	1.325	1.325	1.319	1.326
8	1.359	1.332	1.345	1.360	1.370	1.360	1.359	1.358	1.359	1.359	1.364
9	1.467	1.496	1.453	1.496	1.503	1.496	1.496	1.494	1.495	1.496	1.496
10	1.538	1.528	1.537	1.532	1.534	1.528	1.527	1.526	1.526	1.512	1.527
11	1.648	1.648	1.647	1.647	1.655	1.648	1.647	1.645	1.645	1.647	1.647

表2-3-11　共有峰相对峰面积

峰编号	A1	A2	A3	A4	A5	A6	A7	A8	A9	A10	A11
1	1.506	0.744	0.050	0.854	0.744	0.150	0.160	0.211	0.668	0.605	0.160
2	0.234	0.188	0.239	0.123	0.188	0.234	0.034	0.053	0.119	0.310	0.034
3	0.392	0.215	0.268	0.520	0.080	0.161	0.171	0.114	0.169	0.395	0.171
4	0.922	0.662	0.570	2.015	0.662	0.323	0.343	0.113	0.568	0.959	0.343
5	1.000	1.000	1.000	1.000	1.000	1.000	1.000	1.000	1.000	1.000	1.000
6	0.259	0.337	0.214	1.164	0.337	1.025	1.225	0.068	0.353	0.608	1.225
7	0.297	0.990	0.136	1.574	0.990	1.329	1.429	0.108	0.999	0.601	1.429
8	0.509	0.308	0.594	0.968	0.308	0.378	0.478	0.118	0.152	0.544	0.478
9	3.783	1.522	1.624	1.895	1.522	1.886	1.586	0.226	1.442	0.643	1.586
10	0.620	0.196	0.641	1.424	0.196	0.867	0.767	0.153	0.176	0.177	0.767
11	2.312	0.934	1.145	2.837	0.934	1.178	1.168	0.228	0.458	1.111	1.168

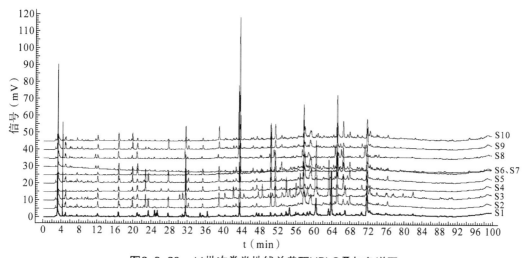

图2-3-20　11批次拳卷地钱总黄酮HPLC叠加色谱图

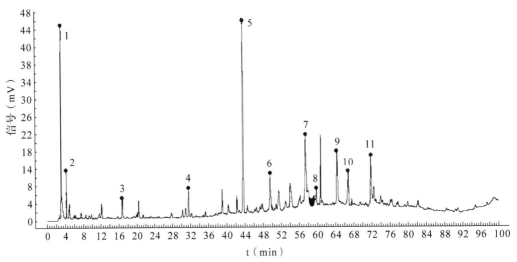

图2-3-21　共有模式色谱图

5.5　参照峰的确认

将对照品按"3.6"项的色谱条件进样，所得图谱与共有模式图谱进行比较，根据保留时间进行定位，可指认出5号峰为芹菜素。5号峰峰面积适中，保留时间适宜，故选为参照峰S。结果见图2-3-22。

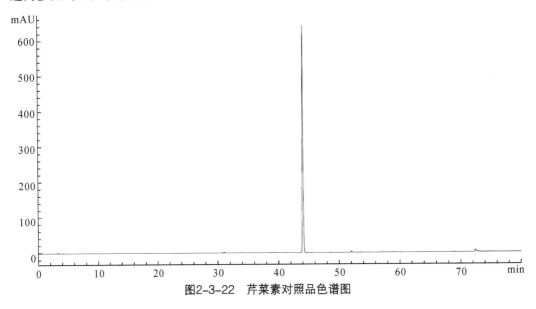

图2-3-22　芹菜素对照品色谱图

6　拳卷地钱总黄酮指纹图谱相似度评价

采用"中药色谱指纹图谱相似度评价系统（2012版）"软件，以已生成的拳卷地钱总黄酮提取物 HPLC 指纹图谱的共有模式作为对照，对11批拳卷地钱总黄酮提取物进行相似度评价和数据匹配，结果见表2-3-12，其中7批样品相似度在0.9以上，其余均在0.9以下。对相似度在0.9以下的4批样品进行分析发现：A1、A4、A7、A8四个批次的拳卷地钱总黄酮提取物的原药材比其他批次的拳卷地钱药材所含杂质多，色谱图比其他样品在指纹图谱显示更多的色谱峰。

表2-3-12　相似度评价结果

编号	A1	A2	A3	A4	A5	A6	A7	A8	A9	A10	A11
相似度	0.867	0.973	0.931	0.872	0.972	0.901	0.864	0.843	0.953	0.917	0.918

7　不同产地的拳卷地钱总黄酮的聚类分析

将11批拳卷地钱总黄酮提取物 HPLC 指纹图谱特征峰的相对峰面积导入 SPSS 21.0分析软件，该系统采用离差平方和法和距离平方和法进行聚类分析，以11个共同峰面积为参数确定进行聚类分析。根据其相同的欧氏距离聚类分析（见图2-3-23），所有样品可以分为三大类，第一类 A4，第二类 A6、A7、A11；第三类 A1、A2、A3、A5、A8、A9、A10，相似性较其他两大类高，与相似性分析结果相一致。

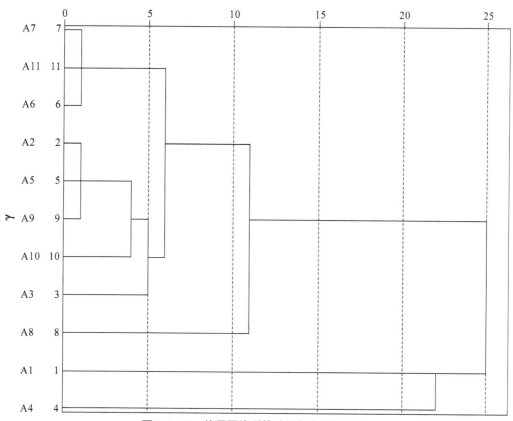

图2-3-23　使用平均联接（组间）的树状图

8　讨论与小结

（1）本部分以11批次不同产地拳卷地钱总黄酮提取物为研究对象，构建拳卷地钱总黄酮提取物指纹图谱，所建立的指纹图谱方法稳定性良好、重现性高，共标定11个共有峰，直观展现了拳卷地钱总黄酮内部多成分化学峰信息，为后续拳卷地钱总黄酮抗急性肝损伤的谱效关系研究中"谱"提供数据支持，并指认出5号峰为芹菜素且保留时间适中，故将芹菜素成分的色谱峰作为参照物（S）。

（2）由聚类分析可知所有样品可以分为三大类，第一类A4；第二类A6、A7、A11；第三类A1、A2、A3、A5、A8、A9、A10，相似性较其他两大类高，这与相似性分析结果相一致。在整个指纹图谱中，由1#、3#、4#、8#、9#、11#构成指纹的主要特征对样品质量起着重要的作用，其他批次构成指纹的次要特质，对指纹的贡献较小，由此可见不同批次的拳卷地钱总黄酮的含量存在一定的差异，这与本章第二节所得的结论相一致。

第四节　拳卷地钱总黄酮提取物 抗急性肝损伤活性的研究

拳卷地钱总黄酮提取物具有抗乙肝病毒的作用，在民间常用其治疗黄疸型肝炎，取得了较好成效。课题组前期研究结果表明，拳卷地钱总黄酮提取物具有抗急性肝损伤的活性。本节研究以 CCl_4 致急性肝损伤大鼠为模型，考察拳卷地钱总黄酮提取物对 CCl_4 诱导的急性肝损伤大鼠的保护作用，获得11批次不同产地拳卷地钱总黄酮提取物的药效信息，为建立拳卷地钱总黄酮提取物抗急性肝损伤的谱效关系提供基础。

1　实验材料

1.1　药材

拳卷地钱总黄酮提取物药材来源见表2-1-1（A1至A11），经广西中医药大学韦松基教授鉴定其为拳卷地钱（*Marchantia convoluta* Gao et Chang），所有批次药材经提取纯化后所得的拳卷地钱总黄酮的编号与原药材编号相同，低温保存，备用。

1.2　仪器

5810R 低温冷冻离心机（德国 Eppendorf）；动物电子秤（美国双杰公司）；十万分之一电子天平［赛多利斯科学仪器（北京）有限公司］；HH-A6数显恒温水浴锅（金坛市医疗仪器厂）。

1.3　试剂

吐温-80（天津富宇精细化学试剂有限公司）；CCl_4、水合氯醛（国药集团化学试剂有限公司）；联苯双酯滴丸（1.5 mg×250丸/瓶，批号：A02150123，人日用量为22.5~45.0 mg，万邦德制药集团股份有限公司）；ALT/GPT 试剂盒、AST 试剂盒（批号分别为182471、181251，南京建生物工程有限公司）。

1.4　动物

健康SD大鼠，SPF级，雄性，体重200±20g，由湖南斯柯达生物科技股份有限公司提供，许可证号 SCXK（湘）2016-0002，实验动物质量合格证号43004700050126。所有动物于通风、清洁、安静且温湿度适宜的环境适应性喂养一周，其间自由饮水与进食。

2　实验方法

2.1　拳卷地钱总黄酮提取物的制备

将11批次前期处理好的拳卷地钱药材，按照相关文献已建立的拳卷地钱总黄酮提取工艺进行提取。提取工艺流程如下：称取250 g样品，溶剂为80%乙醇水溶液，回流提取3次，每次0.5 h，料液比为1∶15，过滤合并滤液并减压蒸馏回收乙醇，蒸至约

400 mL 转入蒸发皿蒸至浸膏状。萃取硅胶柱层析法纯化拳卷地钱总黄铜提取物，干法装柱，将浸膏状提取物与硅胶按1∶1的比例拌样，以70%甲醇为洗脱液，减压蒸馏回收甲醇，余液浓缩至浸膏状进行冷冻干燥即得拳卷地钱总黄酮提取物，备用。

2.2 动物分组

取 SD 雄性大鼠140只，随机分成14组，给药方式如下。

溶媒组：灌胃蒸馏水2 mL/100 g，每天1次，连续10天。

模型组：灌胃蒸馏水2 mL/100 g，每天1次，连续10天。

联苯双酯滴丸组：将联苯双酯滴丸制成3 mg/kg混悬液，以每千克体重加3 mg 成药灌胃，每天1次，连续10天。

拳卷地钱总黄酮给药组：将不同批次拳卷地钱总黄酮提取物按给药剂量200 mg/kg灌胃，每天1次，连续10天。

2.3 抗急性肝损伤模型的建立

连续灌胃10天，于第10天灌胃2 h 后开始造模，当天开始禁食不禁水。除溶媒组外，其余各组均行腹腔注射 CCl_4 花生油液（药物浓度：10%，V/V），注射体积为5 mL/kg，复制成四氯化碳致急性肝损伤模型。

2.4 抗急性肝损伤指标的检测

末次给药后停食，24 h 后采集指标，称量大鼠体重，注射10% 水合氯醛溶液麻醉后，腹主动脉取血，4 ℃下以5000 rpm 离心15 min，取血清，于 –80 ℃下冻存，用于 AST、ALT 的检测。按照试剂盒说明书中的操作步骤测定血清中 AST、ALT 水平。

2.5 统计学处理

所有数据采用 SPSS 21.0软件进行统计学处理，计算各组数据的平均值及其标准差；采用两样本均数的 t 检验进行组间比较，当 $P<0.05$ 时认为数据有显著性差异。

3 实验结果与分析

不同批次拳卷地钱总黄酮提取物给药组抗急性肝损伤活性的检测结果见表2-4-1。通过对比不同组别抗急性肝损伤的两项数据指标可以看出，所有给药组 AST、ALT 的值均有不同程度的降低，与模型组相比有显著性差异（ $P<0.05$ 或 $P<0.01$ ）。与溶媒组比较，模型组 AST、ALT 的值显著升高。结果可见，11批次拳卷地钱总黄酮提取物对 CCl_4 致大鼠急性肝损伤有明显的保护作用。

表2-4-1 拳卷地钱总黄酮对血清中 ALT 和 AST 的影响（$\bar{x} \pm s$）

组别（mg/kg）	剂量（mg/kg）	ALT/IU（L）	AST/IU（L）
溶媒组	—	9.852±5.941	10.344±1.434
模型组	—	31.327±21.123**	21.170±4.246##
联苯双酯滴丸组	3	11.124±9.628##	13.876±2.745**
A1	200	19.567±16.186#	14.034±1.505#
A2	200	17.572±13.338##	13.958±1.254#

续表

组别（mg/kg）	剂量（mg/kg）	ALT/IU（L）	AST/IU（L）
A3	200	$15.759 \pm 13.437^{\#\#}$	$12.554 \pm 1.758^{\#\#}$
A4	200	$11.534 \pm 9.596^{\#\#}$	$12.715 \pm 1.476^{\#\#}$
A5	200	$9.498 \pm 7.777^{\#\#}$	$13.307 \pm 1.599^{\#}$
A6	200	$14.769 \pm 11.407^{\#\#}$	$13.347 \pm 1.604^{\#}$
A7	200	$17.659 \pm 7.450^{\#\#}$	$11.315 \pm 2.337^{\#\#}$
A8	200	$15.592 \pm 8.591^{\#\#}$	$9.856 \pm 1.625^{\#\#}$
A9	200	$18.858 \pm 10.211^{\#}$	$13.136 \pm 3.559^{\#}$
A10	200	$21.252 \pm 10.386^{\#}$	$11.400 \pm 3.670^{\#\#}$
A11	200	$18.117 \pm 10.576^{\#}$	$13.190 \pm 2.944^{\#}$

注：与正常对照组比较，$^{**}P<0.01$；与模型对照组比较，$^{\#}P<0.05$，$^{\#\#}P<0.01$。

4　讨论与小结

民间常用拳卷地钱治疗黄疸型肝炎，取得了较好成效。本实验以拳卷地钱总黄酮提取物对抗急性肝损伤的影响为指标，测定其保肝作用，为拳卷地钱总黄酮提取物应用于临床提供数据基础。

拳卷地钱总黄酮提取物对 CCl_4 诱导的大鼠急性肝损伤为经典的化学肝损伤模型。谷丙转氨酶（ALT）和谷草转氨酶（AST）是反映肝损伤最敏感和最常用的指标，其水平能够反映出肝脏实质细胞膜通透性的变化。当肝细胞受到损伤时，血液中 ALT 和 AST 水平就会显著升高，因而本实验选用该模型。

联苯双酯滴丸用于化学毒物、药物引起的 ALT 水平升高检验，因而选择联苯双酯滴丸作为阳性组药物，根据联苯双酯滴丸说明书每日用量为22.5 mg。参考《中药药理研究方法学》中的剂量换算表，采用体表面积比算法，将临床用量换算为大鼠的等效剂量，作为阳性对照组的给药剂量。换算后的联苯双酯滴丸给药剂量为3 mg/kg。

药效研究结果表明，拳卷地钱总黄酮提取物对 CCl_4 诱导的大鼠急性肝损伤具有保护作用。同时，由横向比较可知，拳卷地钱总黄酮提取物高剂量组（200 mg/kg·d）各项指标的改善最明显，中剂量组（100 mg/kg·d）次之，低剂量组（50 mg/kg·d）最低。经显微观察肝组织病理切片发现：与模型组比较，联苯双酯滴丸组和拳卷地钱总黄酮组肝细胞病理变化状况明显改善，肝小叶结构基本完整，肝细胞坏死和炎性浸润较轻，其中拳卷地钱总黄酮提取物高剂量组（200 mg/kg·d）的改善最为明显。考虑到后续研究需要，故选择药效较好的高剂量作为谱效关系研究的给药剂量。

通过观察结果发现，不同批次拳卷地钱总黄酮提取物对抗急性肝损伤的影响有差异，可能是药材质量不同导致化学成分及含量的差异，并且所有给药组 AST、ALT 的水平均有不同程度的降低，与模型组相比有显著性差异（$P<0.05$ 或 $P<0.01$），故 AST、ALT 可作为筛选药效相关峰以及建立数学模型的药效学依据。

第五节　拳卷地钱总黄酮抗急性肝损伤谱效关系研究

中药化学成分复杂多样，不同的成分协同发挥药效作用。在研究谱效关系时，需要将能展现中药"有效组分群"的指纹图谱与功效相结合来反映其中的化学成分与药效的内在联系，最终才能建立起中药与药效基本一致的、能全面反映产品内在质量的质量标准。本节利用灰色关联分析法和多元线性回归分析法，研究拳卷地钱总黄酮提取物 HPLC 指纹图谱与其对 CCl_4 诱导的大鼠急性肝损的保护作用的谱效关系，建立谱效关系模型，为拳卷地钱用于衡量抗急性肝损伤保护作用的效果提供条件，这对于评价拳卷地钱内部质量有重要意义。

1　灰色关联分析的概念

灰色关联分析法是衡量因素间关联程度的分析方法，亦称"灰色关联度"，其来自20世纪80年代邓聚龙教授提出并创立的一门新兴学科——灰色系统理论。两个系统之间存在的因素，其随时间或对象而改变的关联性大小的量度称为关联度。两因素在系统发展过程中具有一致性的变化趋势，同步变化程度较高，则称为两者具有较高的关联程度，反之则较低。本节将中药指纹图谱代表化学成分的共有峰数据与代表中药药效结果的数据联系起来，研究化学成分与药效间的相关关系，计算关联度，建立谱效关系模型。

2　灰色关联分析法的基本步骤

2.1　确定参考数列和比较数列

对抽象系统或现象进行分析，需要选择能够反映系统行为特征的数据序列，即参考数列，又称母序列。由影响系统行为的因素组成的数据序列称为比较数列，又叫子序列。本研究的灰色系统是将其视为一个整体的拳卷地钱总黄酮，其中不同产地拳卷地钱总黄酮抗急性肝损伤的药效指标（AST、ALT）作为母序列，将不同产地拳卷地钱总黄酮提取物指纹图谱共有峰峰面积作为子序列。

设参考序列：$Y_0(x) = Y_0(1), Y_0(2), Y_0(3), \cdots, Y_0(x)$

x 为不同产地拳卷地钱总黄酮抗急性肝损伤的药效指标（AST、ALT），$x=1, 2, 3, \cdots, 10$。

设比较数列：$Y_i(x) = Y_i(1), Y_i(2), Y_i(3), \cdots, Y_i(x)$

Y 为不同产地拳卷地钱总黄酮提取物指纹图谱共有峰峰面积，$Y_i=1, 2, 3, \cdots, 17$；x 同上。

2.2　数据的无量纲化处理

由于系统中各因素计量单位有所不同，具有不同的物理意义，导致原始数据存在纲量和数量级别上的差异，不便于比较，或在比较时难以得出正确的结论。因此在进行灰色关联度分析前，通常需要对原始数据进行无量纲化处理，处理方法有处置化、均值化、区间相对值化等。

2.3 计算灰色关联系数

灰色关联系数公式：

$$\zeta_i(x) = \frac{\min_i \min_x |Y_0(x) - Y_i(x)| + \rho \max_i \max_x |Y_0(x) - Y_i(x)|}{|Y_0(x) - Y_i(x)| + \rho \max_i \max_x |Y_0(x) - Y_i(x)|}$$

将 $|Y_0(x) - Y_i(x)|$ 记为 $\Delta(k)$，即绝对差值。其中 ρ 为分辨系数，$\rho \in (0, 1)$，具体取值可根据实际情况而定。当 $\rho \leqslant 0.5436$ 时具有最高的分辨能力，故在本研究中取 $\rho = 0.5$。

2.4 关联度的计算

由于关联度是母序列与子序列在各时刻的关联程度值，故其数目非单一且较多，信息较分散，致使数据的整体比较较困难，故有必要求其平均值作为参考序列与比较序列间的关联程度的数量表示，得出关联度 r_i，其计算公式为：

$$r_i = \frac{1}{N} \sum_{x=1}^{n} \zeta_1(x)$$

其中，r_i 为子序列对母序列的灰度关联，也称平均关联度。r_i 越接近1，则表明相关性越好，N 为子序列的数据个数。

2.5 关联度比较与排序

因素之间的关联程度不仅用于关联度大小的描述，而主要用于关联度大小的次序描述。将多个子序列对同一母序列的关联度根据大小排序，组成关联序，可直接反映各个子序列对母序列的贡献大小。

2.6 数据处理软件

Excel 函数和数据分析工具软件。

3 拳卷地钱总黄酮药效相关峰的灰色关联度分析

本实验将不同产地拳卷地钱总黄酮抗急性肝损伤的药效指标（AST、ALT）作为母序列，将不同产地拳卷地钱总黄酮提取物指纹图谱共有峰相对峰面积作为子序列，经过计算，对两者的灰色关联度进行分析。利用计算所得的关联度进行排序，寻找成分峰代表的物质与药效之间的关联程度，关联度值越大，可确定其对中药药效的贡献越大，从而筛选出用于建立谱效模型的相关峰。

3.1 实验数据来源

比较数列数据来源：本章第三节"5.5"项将5号峰作为参照峰（芹菜素），计算得到不同产地拳卷地钱总黄酮提取物指纹图谱11个共有峰的相对峰面积。结果见表2-3-11。

参考数列数据来源：不同产地拳卷地钱总黄酮抗急性肝损伤的药效指标（AST、ALT），分别计算给药组 AST、ALT 的降低率。结果见表2-5-1。计算公式如下：

$$降低率（\%）=\frac{\left| C_{模型组 AST(ALT)}-C_{给药组 AST(ALT)} \right|}{C_{模型组 SAT(ALT)}}\times 100\%$$

表2-5-1　11批次拳卷地钱总黄酮抗急性肝损伤大鼠血清 ALT、AST 的降低率比较

编号	AST降低率（%）	ALT降低率（%）	编号	AST降低率（%）	ALT降低率（%）
A1	34	21	A7	25	19
A2	32	24	A8	19	12
A3	24	29	A9	28	36
A4	29	29	A10	24	23
A5	26	34	A11	28	17
A6	37	12			

3.2　原始数据的无量纲化

基于参考序列与比较序列的数据单位不同，故进行分析前需要将参考序列和比较序列的原始数据进行无量纲化处理。根据研究需要，采用均值变化法。计算公式：均值化变换数据 x = 原数据 / 原数据平均值。结果见表2-5-2。

表2-5-2　11批拳卷地钱总黄酮指纹图谱11个共有特征峰相对峰面积的无量纲化处理结果

编号	A1	A2	A3	A4	A5	A6	A7	A8	A9	A10	A11
A1	2.826	1.969	2.315	1.353	1.000	1.353	0.327	1.135	0.288	1.159	1.889
A2	1.396	1.584	1.270	0.970	1.000	0.970	1.091	0.687	1.589	0.366	0.763
A3	0.094	2.011	1.581	0.836	1.000	0.836	0.150	1.323	0.114	1.199	0.936
A4	1.602	1.036	3.067	2.956	1.000	2.956	1.735	2.158	0.804	2.663	2.319
A5	1.396	1.584	0.474	0.970	1.000	0.970	1.091	0.687	1.589	0.366	0.763
A6	0.301	0.284	1.011	0.503	1.000	0.503	1.574	1.065	1.478	1.433	0.954
A7	0.301	0.284	1.011	0.503	1.000	0.503	1.574	1.065	1.478	1.433	0.954
A8	0.395	0.448	0.672	0.166	1.000	0.166	0.119	0.263	0.454	0.286	0.187
A9	1.254	1.000	1.000	0.833	1.000	0.833	1.101	0.340	3.242	0.329	0.374
A10	1.134	2.613	2.334	1.406	1.000	1.406	0.662	1.212	0.546	0.332	0.908
A11	0.301	0.284	1.011	0.503	1.000	0.503	1.574	1.065	1.478	1.433	0.954

3.3　绝对差值的计算

将无量纲化后的结果按公式计算，得到子序列与母序列的绝对差值，再计算两级最大差值和两级最小差值。

经计算得到各自序列的两级最大差值和最小差值分别如下：

$\Delta AST_{max}=2.535$　　　　$\Delta AST_{min}=0.003$

$\Delta ALT_{max}=2.600$　　　　$\Delta ALT_{min}=0.011$

3.4　关联系数的计算

将上述计算所得各序列极差值带入公式，其中分辨率 ρ 取值0.5，可得到11批次不同产地拳卷地钱总黄酮提取物指纹图谱中11个相对特征峰和2个抗急性肝损伤指标（AST、ALT）间的关联系数，结果见表2-5-3和表2-5-4。

表2-5-3　11个共有特征峰与AST降低率的关联系数

AST	A1	A2	A3	A4	A5	A6	A7	A8	A9	A10	A11
A1	0.977	0.852	0.752	0.809	0.950	0.899	0.907	0.767	0.910	0.824	0.887
A2	0.939	0.865	0.735	0.823	0.987	0.863	0.829	0.721	0.865	0.818	0.829
A3	0.890	0.857	0.757	0.902	0.984	0.902	0.847	0.755	0.842	0.789	0.871
A4	0.985	0.893	0.753	0.866	0.949	0.871	0.837	0.710	0.913	0.812	0.878
A5	0.956	0.866	0.766	0.846	0.992	0.880	0.832	0.759	0.877	0.819	0.832
A6	0.983	0.872	0.712	0.825	0.987	0.886	0.857	0.736	0.852	0.840	0.868
A7	0.949	0.851	0.751	0.825	0.915	0.848	0.826	0.735	0.911	0.830	0.867
A8	0.950	0.891	0.791	0.846	0.948	0.802	0.861	0.796	0.861	0.815	0.802
A9	0.895	0.851	0.751	0.901	0.982	0.901	0.823	0.808	0.980	0.806	0.900
A10	0.971	0.882	0.712	0.823	0.947	0.905	0.960	0.795	0.897	0.903	0.869
A11	0.950	0.852	0.752	0.850	0.917	0.887	0.998	0.767	0.924	0.827	0.867

表2-5-4　11个共有特征峰与ALT降低率的关联系数

ALT	A1	A2	A3	A4	A5	A6	A7	A8	A9	A10	A11
A1	0.985	0.900	0.785	0.825	0.961	0.862	0.874	0.823	0.896	0.808	0.829
A2	0.845	0.867	0.767	0.830	0.941	0.913	0.937	0.743	0.889	0.804	0.870
A3	0.867	0.846	0.735	0.816	0.915	0.904	0.863	0.813	0.891	0.804	0.797
A4	0.950	0.867	0.749	0.901	0.978	0.921	0.858	0.775	0.893	0.792	0.825
A5	0.933	0.866	0.724	0.828	0.973	0.918	0.856	0.840	0.873	0.801	0.867
A6	0.967	0.900	0.761	0.813	0.946	0.861	0.910	0.821	0.906	0.827	0.846
A7	0.910	0.879	0.770	0.813	0.936	0.863	0.842	0.754	0.896	0.806	0.913
A8	0.983	0.850	0.769	0.819	0.917	0.889	0.890	0.768	0.917	0.797	0.898
A9	0.893	0.831	0.767	0.817	0.917	0.908	0.867	0.802	0.890	0.811	0.901
A10	0.978	0.886	0.745	0.870	0.974	0.834	0.866	0.835	0.908	0.817	0.927
A11	0.907	0.896	0.766	0.818	0.999	0.907	0.873	0.820	0.900	0.803	0.851

3.5　关联度的计算与分析

将"3.3"项中计算所得的关联度代入公式，计算11个相对特征峰与2个抗急性肝损伤指标结果之间的关联度，并得到其关联序，对拳卷地钱总黄酮提取物指纹图谱11

个共有峰与其抗急性肝损伤的药效关联程度进行评价筛选用于建立谱效模型的共有峰，结果见表2-5-5。

表2-5-5　11个共有特征峰与AST、ALT降低率的关联度

AST	关联度	关联序	ALT	关联度	关联序
1	0.949	2	1	0.907	2
2	0.867	6	2	0.896	6
3	0.748	11	3	0.766	11
4	0.847	8	4	0.818	8
5	0.960	1	5	0.999	1
6	0.877	4	6	0.907	4
7	0.871	5	7	0.873	5
8	0.759	10	8	0.820	10
9	0.894	3	9	0.900	3
10	0.826	9	10	0.803	9
11	0.861	7	11	0.851	7

3.6　结果分析

拳卷地钱总黄酮提取物HPLC指纹图谱的11个共有特征峰与2个药效指标（AST、ALT）的相关系数均大于0.748，均与药效具有较密切的相关性。其中5号峰和1号峰对抗急性肝损伤具有高度的关联性（关联度大于0.9），表明其对药效有显著的影响；2号、4号、6号、7号、9号、10号、11号峰与药效的关联度均在0.8~0.9之间，表明这7个共有峰对药效具有较显著的影响；其他共有峰与药效的关联度均在0.7~0.8之间，对拳卷地钱总黄酮抗急性肝损伤药效也有较大影响。其中已知成分芹菜素对拳卷地钱总黄酮抗急性肝损伤的药效影响最大。由以上结果可知，拳卷地钱总黄酮抗急性肝损伤的作用是通过其内部"有效组分群"的协同作用而达到的。根据关联度的大小，确定11个特征峰对抗急性肝损伤作用贡献的大小顺序为：5号（芹菜素）>1号>9号>6号>7号>2号>11号>4号>10号>8号>3号。

3.7　讨论与小结

灰色关联度分析是一种对模糊系统进行研究的有效手段，目前已被广泛使用于各个行业、领域。将灰色关联度分析应用于中药材质量评价研究是一种趋势。因为由谱效得到的信息量较少，而涉及的因素较多，且这些因素往往都是相互影响、相互作用的，而灰色关联度分析正好适合应用于这样的分析。本研究采用灰色关联分析法将各色谱峰的峰信息与抗急性肝损伤药理作用数据进行关联，各色谱峰与药效的相关系数均大于0.7，指纹图谱所建立的特征峰与拳卷地钱总黄酮抗急性肝损伤药效均呈正相关，表明芹菜素以及其他未确定结构的化合物是拳卷地钱总黄酮抗急性肝损伤活性的基础，

与其药效有较大的关联。通过灰色关联度分析筛选出的特征峰对抗急性肝损伤作用有较大的贡献，但关联度差距较大，各成分间的协同作用对抗急性肝损伤药效的影响有待进一步的研究。

4　拳卷地钱总黄酮抗急性肝损伤谱效关系研究

本文所建立的拳卷地钱总黄酮提取物高效液相指纹图谱能从整体水平上较好地体现药材化学成分的差异，需通过进一步的谱效关系研究，将化学信息与药效指标数据相关联，从整体水平阐明成分变化与药效指标的关系。本研究将在灰色关联分析结果的基础上，运用数据统计分析软件 SPSS 21.0，将拳卷地钱总黄酮提取物 HPLC 指纹图谱峰信息与抗急性肝损伤药效相结合，建立谱效关系方程，以进一步了解各共有峰与抗急性肝损伤药效的关系。

4.1　数据来源

"效"的数据来源：A1 至 A8 批次拳卷地钱总黄酮抗急性肝损伤的药效指标（AST、ALT），给药组 AST 、ALT 的降低率。"谱"的数据来源：前 8 批次拳卷地钱总黄酮提取物指纹图谱 11 个共有峰的相对峰面积，建立谱效关系方程。A9 至 A11 批次的"谱效"数据单独作为验证集，以验证方程的合理性。

4.2　统计分析软件

运用 SPSS 21.0 数据统计分析软件进行数据处理及方程的建立。

4.3　原始数据的无量纲化

将 11 批次不同产地批拳卷地钱总黄酮提取物指纹图谱 11 个共有峰的相对峰面积进行无量纲化处理，用以衡量拳卷地钱总黄酮样品各成分峰含量的变化情况，结果见表 2-5-6、表 2-5-7。计算公式如下：

量化特征峰数据 (x) = 峰的面积值 (i) / 峰的平均面积值 (i)。

表 2-5-6　A1 至 A8 批次拳卷地钱总黄酮提取物指纹图谱量化特征峰数据

编号	A1	A2	A3	A4	A5	A6	A7	A8	A9	A10	A11
A1	1.143	0.685	0.759	0.746	0.302	0.261	0.170	0.631	1.228	0.680	1.621
A2	1.607	1.569	1.159	1.523	0.857	0.963	1.618	1.071	1.405	0.611	1.863
A3	0.078	1.445	1.025	0.951	0.619	0.444	0.162	1.477	1.088	1.452	1.658
A4	0.488	0.272	0.711	1.228	0.225	0.881	0.681	0.867	0.463	1.177	1.499
A5	1.607	1.569	0.406	1.523	0.848	0.963	1.618	1.028	1.405	0.611	1.863
A6	0.298	0.242	0.731	0.679	0.727	3.012	2.008	1.354	1.261	2.059	2.005
A7	0.552	0.590	0.939	0.441	1.618	0.417	0.348	1.113	0.416	1.011	2.138
A8	0.794	0.794	0.947	0.454	1.465	0.340	0.308	0.659	0.364	0.832	0.795

表2-5-7　A9至A11批次拳卷地钱总黄酮提取物指纹图谱量化特征峰数据

编号	A1	A2	A3	A4	A5	A6	A7	A8	A9	A10	A11
A9	1.916	1.315	1.052	1.736	1.111	1.34	2.167	0.64	1.768	0.729	1.213
A10	0.759	1.503	1.054	1.282	0.484	1.009	0.57	0.988	0.345	0.322	1.288
A11	1.732	1.036	1.073	0.437	2.507	1.368	1.351	0.495	1.256	1.518	1.499

4.4　多元线性回归法

拳卷地钱总黄酮抗急性肝损伤谱效关系方程的建立步骤如下。

自变量（X）：11个共有峰的相对峰面积量化特征峰数据；成分峰依次设为X_1、X_2、X_3，…，X_{11}。

Y_1：给药组AST的降低率；Y_2：给药组ALT降低率。

使用SPSS 21.0统计分析软件，采用后退法建立多元线性回归方程。

结果显示，用后退法筛选出X_1、X_2、X_8这3个变量，可以纳入拳卷地钱总黄酮提取物抗急性肝损伤谱效关系方程，其中X_1、X_8与抗AST效应呈正相关的关系，而X_2与抗AST效应呈负相关的关系。拳卷地钱总黄酮提取物抗AST谱效关系方程为：$Y_1=0.289+0.008X_1-0.015X_2+0.008X_8$（$P<0.01$，$R^2=0.960$）。$X_5$、$X_{11}$这两个变量可纳入拳卷地钱总黄酮提取物抗ALT谱效关系方程，且与抗ALT效应呈正相关的关系。拳卷地钱总黄酮抗ALT谱效关系方程为：$Y_2=0.245+0.015X_5-0.034X_8$（$P<0.01$，$R^2=0.929$）。

4.5　残差图

由图2-5-1至图2-5-4可见，残差均服从近似正态分布，因变量和自变量之间呈良好的线性关系。

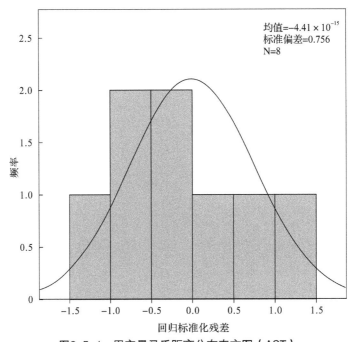

图2-5-1　因变量马氏距离分布直方图（AST）

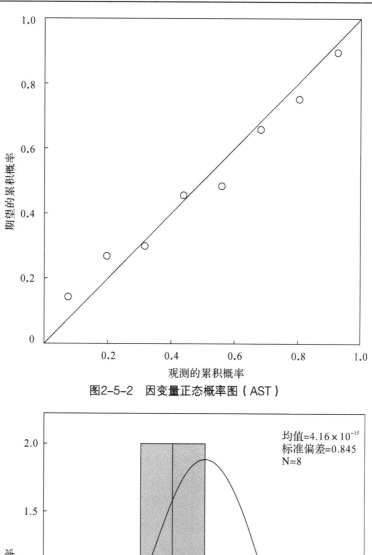

图2-5-2 因变量正态概率图（AST）

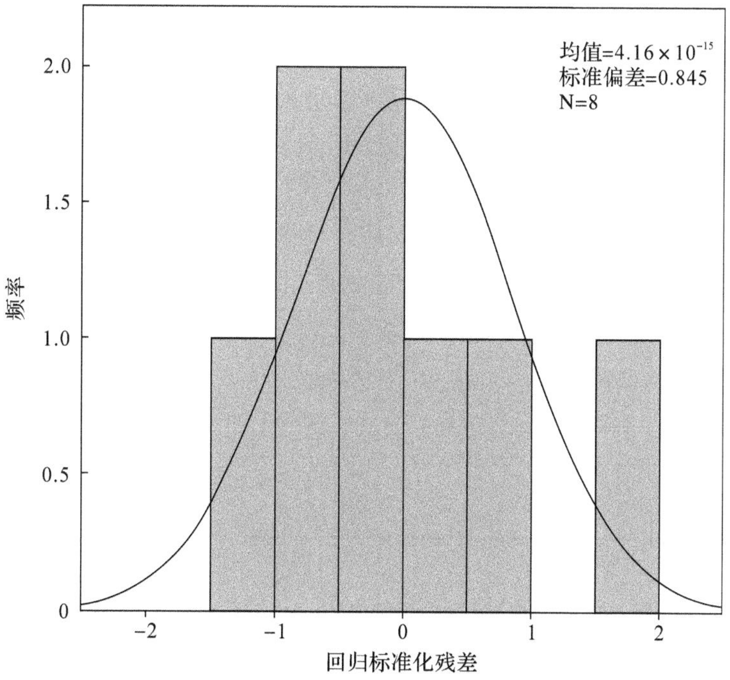

均值=4.16×10⁻¹⁵
标准偏差=0.845
N=8

图2-5-3 因变量马氏距离分布直方图（ALT）

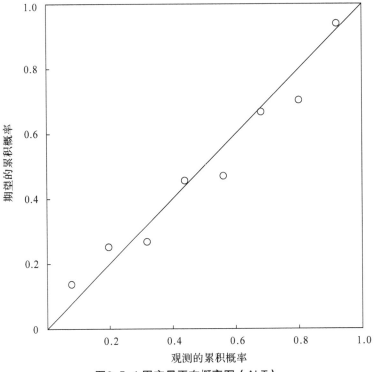

图2-5-4 因变量正态概率图（ALT）

4.6 预测结果

将后三批成分峰量化特征峰数据分别代入上述建立的两个谱效关系方程中，并对方程的准确性及可靠性进行验证。结果见表2-5-8。

其中，相对误差率＝（预测值／实测值－1）×100%。

所建立的两个谱效关系方程预测综合药效值，其相对误差的绝对值均小于10%。表明该方程准确可靠，可用于抗急性肝损伤药效的预测。

表2-5-8　拳卷地钱总黄酮抗急性肝损伤谱效相关质量评价数学模型验证结果

编号	AST降低率（%）		ALT降低率（%）		AST相对误差率（%）	AST相对误差率（%）
	预测值	实测值	预测值	实测值		
A9	30.000	28.000	24.434	23.323	7.14	4.76
A10	30.246	28.325	24.797	24.368	1.77	6.12
A11	29.915	29.414	24.573	24.410	1.53	0.66

4.7 讨论

本节通过8批样本的共有峰和药效的数据，采用多元线性回归后退法，建立拳卷地钱总黄酮抗急性肝损伤谱效关系方程。该方程合理有效，可用于抗急性肝损伤药效的预测。通过对拳卷地钱总黄酮抗急性肝损伤谱效关系的研究，对各共有特征峰所代表的化学成分与抗急性肝损伤药效的关系有了更深入的了解，在一定程度上解决了化学成分与药效断层的问题，可对药材进行全面的质量分析，对拳卷地钱的质量分析具有重要的理论意义和实践意义。

第六节　结论

1　结论

本研究建立了广西产拳卷地钱及其他地钱类药材的指纹图谱并进行了对比，阐述了其谱效关系；对广西产地钱药材生药学的系统研究进行了补充，提供了其"成分—峰—效"的评价体系，立体衡量其药材质量，为其质量标准水平的提升提供了实验依据，为广西产拳卷地钱的开发和利用奠定了基础。

2　创新点

本研究建立了拳卷地钱总黄酮提取物抗急性肝损伤活性指纹图谱，直观地展现了拳卷地钱总黄酮内部多成分化学峰信息。运用灰色关联分析法和多元线性回归后退法对拳卷地钱总黄酮抗急性肝损伤的谱效关系进行研究，并建立了拳卷地钱总黄酮抗急性肝损伤谱效关系方程和模型，现通过"谱"快速预测"效"，可对拳卷地钱进行全面的质量分析。

3　不足与展望

（1）构建的拳卷地钱总黄酮提取物指纹图谱中有11个共有特征峰，共有特征峰的归属还需要进一步的研究。

（2）本研究建立的抗急性肝损伤谱效关系的方程和模型采用了11批次拳卷地钱总黄酮的"谱效数据"。为了使模型更具代表性，可加大样本量增加谱效数据，进行更深入的研究。

参考文献

［1］胡人亮.苔藓植物学［M］.北京：高等教育出版社，1987.

［2］王凤强，娄红祥，温学森.苔藓植物化学成分及生物活性研究进展［J］.国外医药（植物药分册），1997，12（6）：243-247.

［3］朱华.广西地钱属药用植物资源调查和形态构造研究［C］//中国中医药学会.第7届全国中药标本馆专业学术讨论会（第三届全国《中药鉴定学》研讨会）论文集.成都：成都中医药大学，2002：161-165.

［4］Zinsmeister H D.苔藓植物是生物活性物质的一个资源吗？［J］.国外医药（植物药分册），1994，9（5）：203-209.

［5］国家中医药管理局《中华本草》编委会.中华本草［M］.上海：上海科技出版社，1998.

［6］周鹏飞.鸦胆子与药用鸦胆子油质量的研究［D］.广州：广东药学院，2012.

［7］崔露露.石韦的HPLC指纹图谱研究与灰色关联度分析［D］.济南：山东中医药大学，2017.

［8］姜建萍，王美琪，马雯芳，等.基于多种分析模式构建壮药滇桂艾纳香HPLC指纹图谱［J］.中药材，2018，41（1）：124-128.

［9］梁东艳.广西产地钱原植物鉴别及药效实验研究［D］.南宁：广西中医药大学，2004.

［10］王跃峰，张可锋，周雨晴，等.拳卷地钱总黄酮对四氯化碳致急性肝损伤大鼠的保护作用及其作用机制［J］.时珍国医国药，2017，28（2）：277-279.

［11］朱华，梁东艳，笪舫芳.拳卷地钱总黄酮提取物抗乙型肝炎病毒体外实验研究［J］.大众科技，2013，15（4）：110-111，99.

［12］朱华.拳卷地钱中黄酮类化合物的分离纯化、结构表征及生物活性研究［D］.长沙：中南大学，2004.

［13］程青云.布渣叶总黄酮调血脂谱效关系研究［D］.广州：广州中医药大学，2014.

［14］白关亚.基于谱效关联研究青翘与老翘的药效物质基础［D］.太原：山西省中医药研究院，2017.

［15］乔靖怡，李汉伟，付双楠，等.山楂总黄酮对四氯化碳致大鼠急性肝损伤的保护作用［J］.中药药理与临床，2016，32（5）：52-55.

［16］庄辉.乙型肝炎流行病学研究进展［J］.中国医学前沿杂志（电子版），2009，1（2）：18-24.

［17］刘建勋.中药新药药效学实验研究方法与要求［J］.中药新药与临床药理，1998，9（2）：114-117.

［18］秦子茹.一枝蒿黄酮类成分抗病毒作用的谱效关系研究［D］.乌鲁木齐：新疆医科大学，2015.

［19］许雯雯，王帅，孟宪生，等.神经网络结合灰色关联度法对气滞胃痛颗粒复方药

材抗炎活性谱效关系研究［J］.中国中药杂志，2013，38（11）：1806-1811.

［20］邓聚龙.灰色系统理论教程［M］.武汉：华中理工大学出版社，1990.

［21］刘思峰，蔡华，杨英杰，等.灰色关联分析模型研究进展［J］.系统工程理论与实践，2013，33（8）：2041-2046.

［22］李宏艳.关于灰色关联度计算方法的研究［J］.系统工程与电子技术，2004（9）：1231-1233，1270.

［23］曹军.灰色系统理论及方法［M］.哈尔滨：东北林业大学出版社，1993.

［24］曹丽娟.两面针药材对肿瘤细胞NCI-H460和SK-OV-3"谱-效"关系的研究［D］.南宁：广西医科大学，2010.

综　述

拳卷地钱总黄酮的研究进展综述

黄酮是植物中的一类次生代谢成分，也是具有多方面生理活性的一类重要化合物，广泛存在于自然界中。黄酮的母核是由2个苯环（A环与B环）通过3个碳原子互相结合而成的。自然界中的黄酮类化合物多以苷类的形式存在，由于苷元不同及糖的品种、数量、连接方位和连接形式的差异，使自然界中形成了数目繁多、构造各异的黄酮苷类化合物。总黄酮是指具备黄酮母核构造的一系列化合物的总称。人体内不能合成黄酮，要从植物中摄取黄酮来满足需求。

总黄酮是拳卷地钱的主要化学成分之一，具有抗急性肝损伤活性。地钱（Marchantia polymorpha L.）是苔藓植物中最常见的中草药之一，分布于世界各地。地钱，喜生于阴湿之地，广泛分布于全国各地。地钱药用始载于《名医别录》，《本草纲目》谓之"石衣"，味淡，性凉，归肝经，具有清热利湿、解毒敛疮之功效，主治湿热黄疸、疮痈肿毒、毒蛇咬伤、水火烫伤、骨折、刀伤等。经调查广西境内有地钱（Marchantia polymorpha L.）、粗裂地钱（Marchantia paleacea Bert.）、拳卷地钱（Marchantia convoluta Gao et Chang）3种地钱属植物，其中以拳卷地钱为主，为广西民间常用中草药。民间常用其外治烫伤骨折、体癣、溃疡不愈合，内治黄疸型肝炎，均取得良好效果，同时也积累了丰富的用药经验。

肝炎已成为一个严重的公共卫生问题。调查研究表明，每年都有人死于肝炎所致的肝硬化和肝癌。而民间常用拳卷地钱治疗黄疸型肝炎，效果良好，因此近年来对拳卷地钱总黄酮的钻研热情有增无减。目前关于拳卷地钱总黄酮方面的研究成果较多。经过改进提取工艺，已获得拳卷地钱总黄酮纯度在95.63%以上。经研究证明，总黄酮具有抗菌、抗炎、镇痛、祛痰、镇咳、抗泌尿系统结石等功效，并且许多黄酮类化合物表现出良好的生物活性，这为进一步开发利用拳卷地钱总黄酮提供了实验数据和理论依据。针对地钱总黄酮的重要性，现就对其提取纯化工艺、含量测定技术及药效作用及机制的研究进展进行综述。

1　拳卷地钱中已发现的黄酮类化合物

地钱中的黄酮类化合物包含芹菜素、木犀草素以及一些衍生物。Burkhardt 等研究发现地钱中的木犀草素（luteolin）、芹菜素（apigenin）、芹菜素 -7-O-葡萄糖醛酸苷（apigenin-7-O-glucuionide）及木犀草素-7-O-葡萄糖醛酸苷（luteolin-7-O-glucuionide）这4种黄酮类化合物的含量是非常可观的。Kenneth 等确证地钱中包含芹菜素 -7-O-β-D-葡萄糖醛酸苷、木犀草素 -3′-O-β-D- 葡萄糖醛酸苷、芹菜素-7，4′-di-O-β-D-葡萄糖醛酸苷、木犀草素 -7，4′-di-O-β-D- 葡萄糖醛酸苷等黄酮类物质。王凤强等从地钱中提取分离出芹菜素、木犀草素及其衍生物，且大多是未被发现的新物质。

2　拳卷地钱黄酮类化合物的提取与分离纯化

2.1　黄酮类化合物的提取

地钱中黄酮类化合物的提取方法有很多，主要有乙醇水提法、超声波提取法和微波辅助提取法等，提取溶剂一般为乙醇和水。朱华等采用正交法对地钱中黄酮类化合物的提取工艺进行优化，提高了地钱中黄酮类化合物的提取率，纯度达到95.83%。周计生等通过单因素试验比较超声波和微波两种提取方法，结果发现超声提取率比微波提取率高。此外，朱华等研究发现用酶解法提取拳卷地钱中的总黄酮，不仅能够节约成本，而且反应温度低，能降低生产能耗。

黄酮类化合物提取工艺的研究有很多，但是至今尚无一种统一、高效的提取工艺被认可。究其原因，冯淳等认为要根据实验需要和提取目的选择不同的提取工艺。比如，张鹏杰等采用乙醇水提冷凝回流法优化葛花总黄酮的提取工艺；程艳刚等应用效应面法优选仙鹤草总黄酮的超声提取工艺，提高总黄酮提取率；薛璇玑等采用半仿生酶法提取柿叶中总黄酮，提取率高且工艺稳定，原料利用率较高，值得大力推广并运用到工业生产中。

2.2　黄酮类化合物的分离纯化

来源不同的地钱可能是由类似的黄酮类化合物组成，不同产地和不同品种的地钱所含黄酮量会有些差异。朱华等研究发现拳卷地钱黄酮类的成分主要有 5- 羟基 -7-甲氧基 -2- 甲基色原酮、7- 羟基黄酮、芹菜素-7-O-β-D- 葡萄糖醛酸试和芹菜素-7-O-β-D- 葡萄糖醛酸苷等；通过优化纯化工艺，采用硅胶柱层析法和溶剂萃取法，纯化拳卷地钱总黄酮提取物，其纯度达到了97.63%。

3　拳卷地钱黄酮类化合物的检测方法

地钱总黄酮的定量定性方法有薄层光密度法、分光光度法、HPLC 测定法等。拳卷地钱总黄酮的含量目前常采用紫外 – 可见分光光度检测法，其测定原理是采用紫外 – 可见分光光度法进行测试，在中性或弱碱性及亚硝酸钠存在的条件下，黄酮类化合物与铝盐生成螯合物，加入氢氧化钠溶液后显橙红色，在500 nm 波长处有最大吸收峰且符合定量分析的朗伯 – 比尔定律，该方法采用的仪器设备较为简单，操作方便、快速，可用于定量分析。

刘光田等建立了地钱中芹菜素含量的测定方法。以硅胶纯化80% 乙醇水溶液提取的样品，采用反高效液相色谱法检测样品中纯化后洗去杂质后的流出液的含量。此方法克服了高杂质含量基质条件下液液萃取法存在的萃取不完全的问题。结果表明，芹菜素进样量与峰面积响应值呈良好的线性关系（$R=0.9995$），且该方法简便快速，分析结果准确可靠，重复性好。肖建波等采用反相高效液相色谱对粗裂地钱中芹菜素、槲皮素和木犀草素进行定量分析。

4 拳卷地钱总黄酮生理活性与作用

经研究证明，总黄酮具有抗菌、消炎、抗氧化、镇痛、祛痰、镇咳、抗泌尿系统结石等功效，并且很多黄酮类化合物表现出良好的生物活性。

4.1 抗氧化活性

细胞在氧化过程中会产生多种自由基，自由基是机体代谢过程中的产物。过多的自由基与体内生命所需的分子相作用，对机体健康不利。黄酮类化合物具有多酚羟基结构，其具有清除多余自由基的能力，达到抗氧化的作用。Schwarter 等研究发现，类似于黄酮的酚类化合物的邻苯二酚结构具有抗氧化活性，能够清除体内多余的自由基。周计生等研究发现，粗裂地钱中黄酮对·OH、·DPPH 自由基具备一定的清除能力。

4.2 抗炎活性

Panossian A 等的研究显示，地钱素 B 主要是通过抑制前列腺素和白三烯的生物合成达到抗炎的目的。

4.3 抗肿瘤作用

近年来，对拳卷地钱的药理作用研究主要集中在抗肝炎方面。曹慧等研究发现，拳卷地钱乙酸乙酯提取部位具有明显抑制肝癌细胞的作用。朱华等通过体外实验研究发现，拳卷地钱总黄酮提取物对 HBV-DNA 转染细胞系 2.2.15 细胞的 HBeAg、HBsAg 有明显的抑制作用，并可以有效阻止 HBV-DNA 的表达和复制；表明拳卷地钱总黄酮提取物有一定的体外抗乙肝病毒作用。王跃峰等研究证实，拳卷地钱总黄酮提取物对 CCl_4 诱导的大鼠急性肝损伤具有保护肝脏的作用。

5 拳卷地钱黄酮产品开发展望

地钱是具有很大开发前景的经济植物，目前已经研制有拳卷地钱总黄酮注射液。黄酮是地钱中主要化学成分之一，具有抗急性肝损伤、保护肝脏的作用，同时具有抗炎和抗氧化活性，因此产品开发主要从这几个方面突破。

5.1 抗氧化护肤品

地钱总黄酮具有抗菌、消炎、抗氧化等作用，因而有望开发出地钱黄酮类护肤产品，比如地钱黄酮洗面奶，用于日常的美白、保湿、祛皱和抗氧化。

5.2 抗肝癌药品

肝纤维或肝癌是一种发病率和死亡率都很高的疾病。目前，部分传统的医治方法如部分肝切除、全身或局部化疗等都存在预后差、副作用大、疗效欠佳的弊端。前期研究表明拳卷地钱总黄酮提取物具有抗急性肝损伤的作用，因而可用于开发抗肝癌药品。黄酮化合物具有高效低毒的特性，因而黄酮类化合物抗肝癌药是一类极具开发价值的产品。随着对黄酮化合物研究的深入，其抗肝癌活性和发挥疗效的机制得到阐明，对于其结构优化的研讨也逐步深入，这为进行更深层次的研究提供了条件，为指导临床应用奠定了基础。因此有望开发出地钱黄酮胶囊，用于抗氧化、防衰老和治疗肝癌。

6 结语

黄酮类化合物在自然界中普遍存在。它是一类天然产物，具有抗菌、抗炎、镇痛、祛痰、镇咳、抗泌尿系统结石等功效，且生理活性广泛，毒副作用较低。黄酮类化合物对常见癌症如肝癌、肺癌、白血病具有显著的防治效果。黄酮是地钱中主要化学成分之一，具有抗急性肝损伤的作用，且地钱自然资源丰富，分布于世界各地，因而拳卷地钱黄酮的来源不会枯竭。因此，开发利用好地钱黄酮抗急性肝损伤活性的产品必将给人类带来福音。

参考文献

［1］洪秀云.羟基黄酮类化合物的合成及抗肿瘤活性研究［D］.沈阳：沈阳药科大学，2007.

［2］杨文志，杜跃中，高宇，等.蒲公英总黄酮的研究进展［J］.人参研究，2017，29（1）：52-55.

［3］孙陶利，孙亚莉.天然黄酮类化合物降血糖作用研究进展［J］.湘南学院学报（医学版），2014，16（2）：77-78.

［4］王跃峰，张可锋，周雨晴，等.拳卷地钱总黄酮对四氯化碳致急性肝损伤大鼠的保护作用及其作用机制［J］.时珍国医国药，2017，28（2）：277-279.

［5］胡人亮.苔藓植物学［M］.北京：高等教育出版社，1987.

［6］王凤强，娄红祥，温学森.苔藓植物化学成分及生物活性研究进展［J］.国外医药（植物药分册），1997.12（6）：243-247.

［7］朱华.广西地钱属药用植物资源调查和形态构造研究［C］//中国中医药学会.第7届全国中药标本馆专业学术讨论会论文集.成都：成都中医药大学，2002：161-165.

［8］Zinsmeister H D.苔藓植物是生物活性物质的一个资源吗？［J］.国外医药（植物药分册），1994，9（5）：203-209.

［9］朱华，邹登峰，黄海滨，等.拳卷地钱中芹菜素的测定［J］.化工技术与开发，2005（2）：30-32，43.

［10］王跃峰，杜沛霖，朱华，等.广西产拳卷地钱资源调查研究［J］.大众科技，2017，19（9）：12-13，26.

［11］王跃峰，冯旭，朱华，等.广西产拳卷地钱HPLC指纹图谱研究［J］.广西植物，2018，38（5）：577-582.

［12］国家中医药管理局《中华本草》编委会.中华本草［M］.上海：上海科技出版社，1998：324-325.

［13］庄辉.乙型肝炎流行病学研究进展［J］.中国医学前沿杂志（电子版），2009，1（2）：18-24.

［14］朱华，邹登峰，肖建波，等.拳卷地钱总黄酮的提取与纯化［J］.食品科学，2005（10）：156-159.

［15］周计生.粗裂地钱中黄酮化合物分析分离及抗氧化性研究［D］.长沙：中南大学，2011.

［16］Burkhardt S，Bohm V. Development of a new method for the complete extraction of carotenoids from cereads with special reference to durum wheat（*Triticum durum* Desf.）［J］. Journal of agricultural and Food Chemistry，2007，55（21）：8295-8301.

［17］Kenneth R M，Ken G R，Stephen J B，et al. An increase in the luteolin：Apigenin ratio in *Marchantia polymorpha* on UV-B enhancement［J］. Phytochemistry，1998，48（5）：791-794.

［18］冯淳，焦思棋，余正文.显齿蛇葡萄中黄酮类化合物的研究进展［J］.中国药房，2018，29（20）：2871-2875.

［19］章宏慧，陈况况，陈健初，等.芹菜中黄酮类化合物及其生物活性研究进展［J］.食品工业科技，2013，34（13）：388-391.

［20］朱华，肖建波，钟世安，等.地钱总黄酮提取的研究［J］.林产化学与工业，2004，24（2）：69-72.

［21］朱华.拳卷地钱中黄酮类化合物的分离纯化、结构表征及生物活性研究［D］.长沙：中南大学，2004.

［22］张鹏杰，张飞雪，刘秀芬，等.葛花中总黄酮含量测定及提取工艺优化［J］.湖北科技学院学报（医学版），2019，33（1）：7-10，13.

［23］程艳刚，谭金燕，叶文冲，等.基于Plackett-Burman设计和Box-Behnken响应面法优化仙鹤草总黄酮超声提取工艺及其抗氧化抗肿瘤活性研究［J］.中华中医药学刊，2018，36（10）：2414-2419.

［24］薛璇玑，罗俊，张新新，等.半仿生酶法提取柿叶中总黄酮的工艺筛选及优化［J］.中国药房，2017，28（13）：1813-1816.

［25］朱华，肖建波，钟世安，等.地钱中总黄酮含量的测定［J］.光谱实验室，2004，21（2）：373-376.

［26］曹慧，肖建波，周春山，等.拳卷地钱中黄酮类化合物的含量测定［J］.中南药学，2005，3（1）：7-9.

［27］童星，陈晓青，蒋新宇，等.微波法和法多索法提取拳卷地钱中总黄酮的研究［J］.中成药，2008，30（4）：附1-附3.

［28］刘光田.固相萃取-反相高效液相色谱法测定地钱中的芹菜素［J］.化学与生物工程，2004（6）：51-53.

［29］肖建波，朱华，钟世安，等.反相高效液相色谱法用于地钱中黄酮类化合物的分离与测定［J］.分析试验室，2005，24（4）：17-19.

［30］王跃峰.广西产拳卷地钱药用资源开发的基础研究［D］.成都：成都中医药大学，2017.

［31］曹慧，肖建波，周春山，等.拳卷地钱不同提取部位的气相色谱-质谱分析比较

和部分生物活性研究［J］.质谱学报，2005，26（1）：1-5.

［32］朱华，梁东艳，笪舫芳.拳卷地钱总黄酮提取物抗乙型肝炎病毒体外实验研究［J］.大众科技，2013，15（4）：110-111.

［33］彭俊瑛.多花黄精活性成分的提取、表征及其在护肤品中的应用［D］.广州：华南理工大学，2017.

［34］杨楠，贾晓斌，张振海，等.黄酮类化合物抗肿瘤活性及机制研究进展［J］.中国中药杂志，2015，40（3）：373-381.

附　图

1.三种地钱的指纹图谱

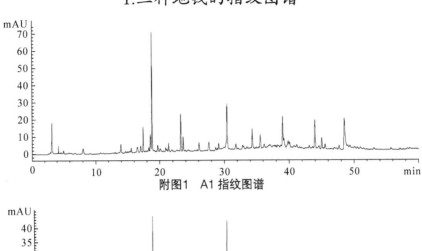

附图1　A1 指纹图谱

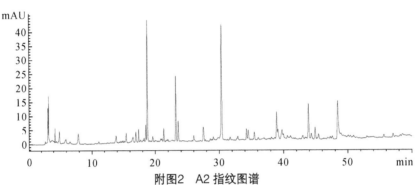

附图2　A2 指纹图谱

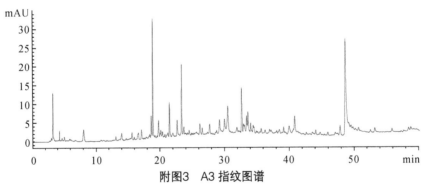

附图3　A3 指纹图谱

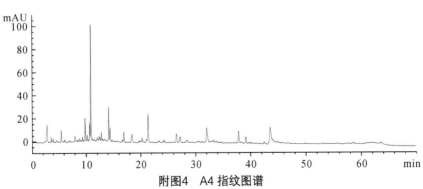

附图4　A4 指纹图谱

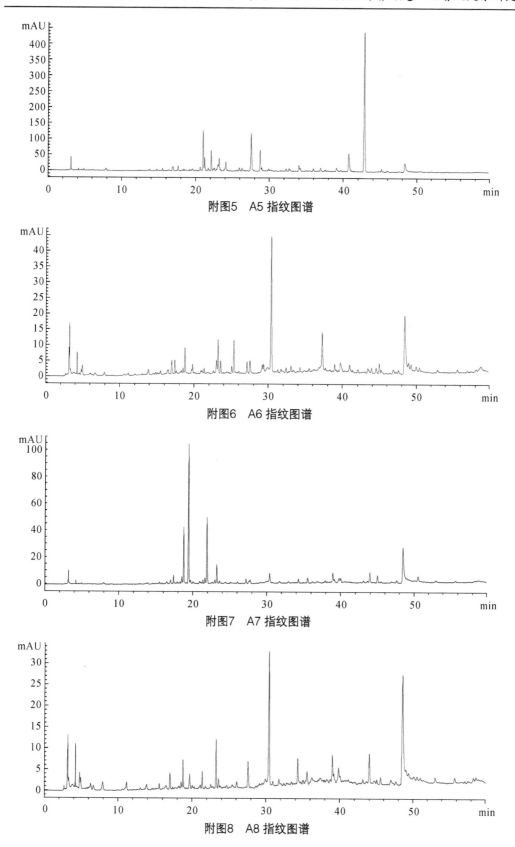

附图5 A5 指纹图谱

附图6 A6 指纹图谱

附图7 A7 指纹图谱

附图8 A8 指纹图谱

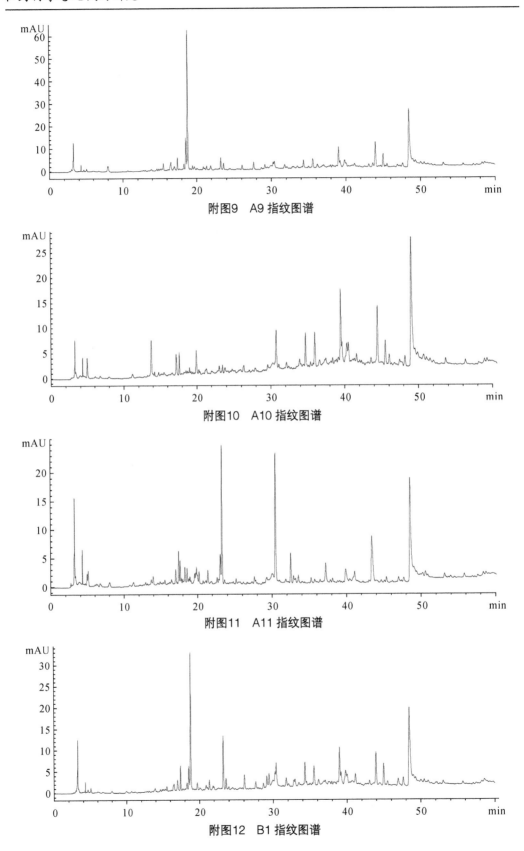

附图9　A9 指纹图谱

附图10　A10 指纹图谱

附图11　A11 指纹图谱

附图12　B1 指纹图谱

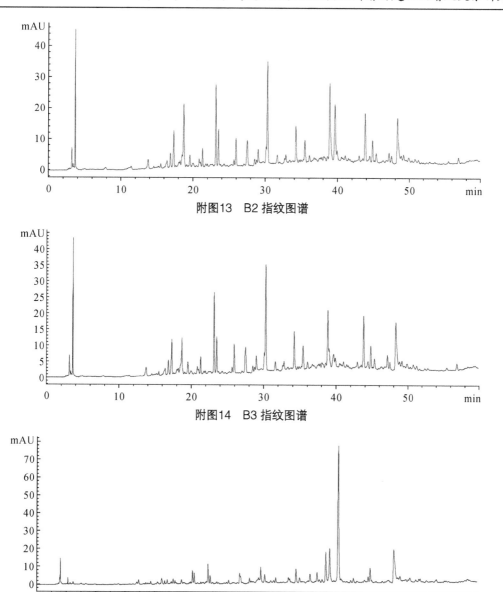

附图13　B2 指纹图谱

附图14　B3 指纹图谱

附图15　B4 指纹图谱

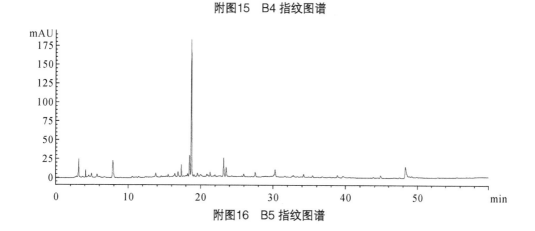

附图16　B5 指纹图谱

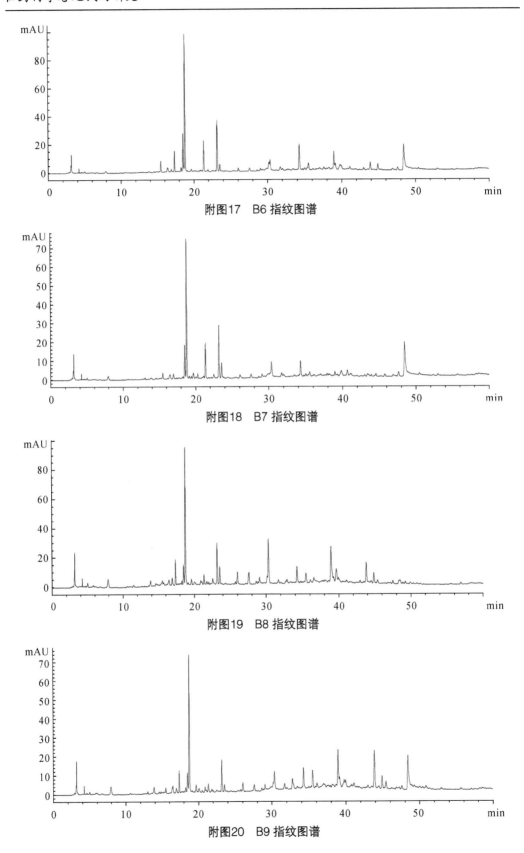

附图17　B6 指纹图谱

附图18　B7 指纹图谱

附图19　B8 指纹图谱

附图20　B9 指纹图谱

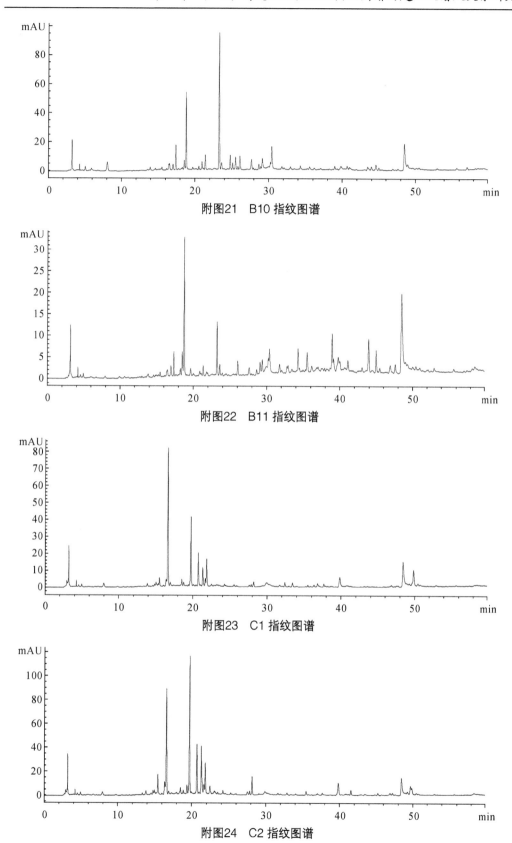

附图21　B10 指纹图谱

附图22　B11 指纹图谱

附图23　C1 指纹图谱

附图24　C2 指纹图谱

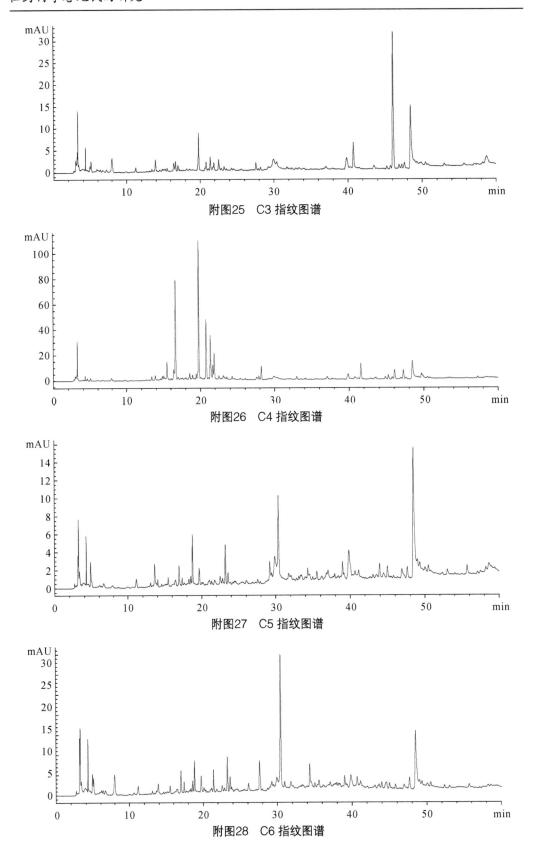

附图25　C3 指纹图谱

附图26　C4 指纹图谱

附图27　C5 指纹图谱

附图28　C6 指纹图谱

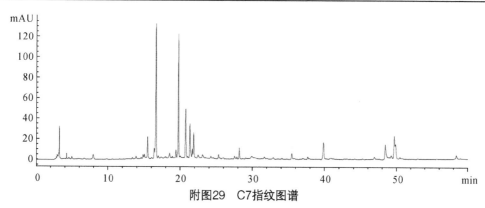

附图29 C7指纹图谱

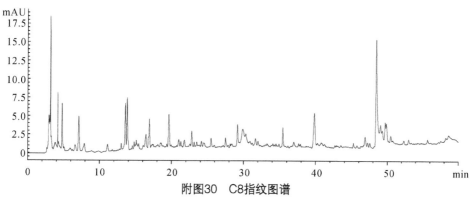

附图30 C8指纹图谱

2.拳卷地钱总黄酮指纹图谱

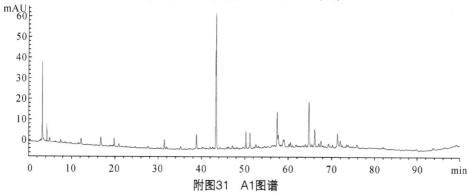

附图31 A1图谱

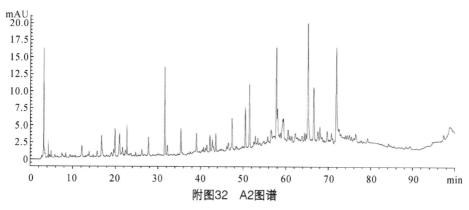

附图32 A2图谱

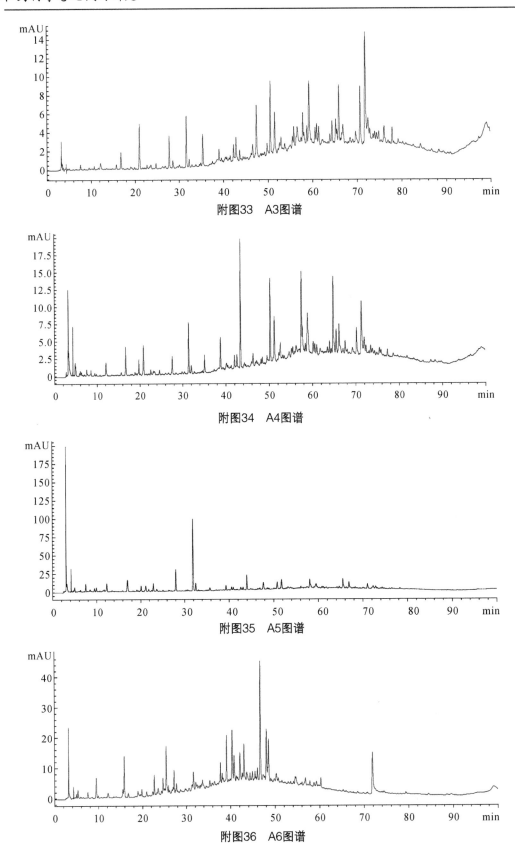

附图33　A3图谱

附图34　A4图谱

附图35　A5图谱

附图36　A6图谱

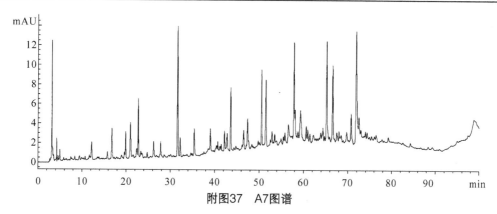

附图37　A7图谱

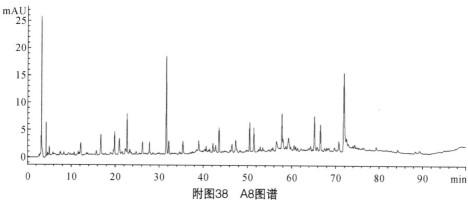

附图38　A8图谱

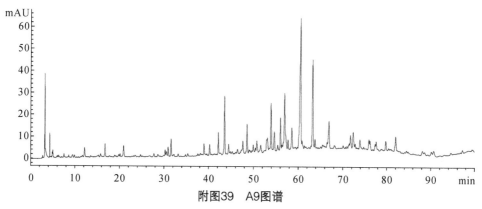

附图39　A9图谱

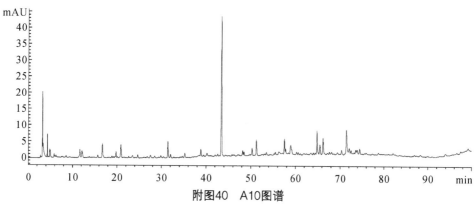

附图40　A10图谱

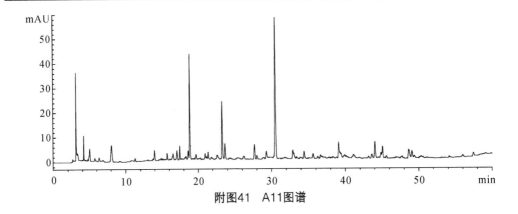

附图41　A11图谱